I0222694

Jeûne Intermittent 16/8:

Guide du débutant pour les femmes et les hommes - Protocole de perte de poids sans effort

Par Logan Thomas

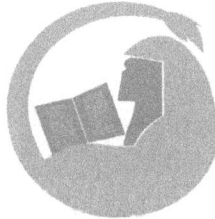

EFFINGO
Publishing

Pour plus de livres, visitez le site :

EffingoPublishing.com

Télécharger un autre livre gratuitement

Nous tenons à vous remercier d'avoir acheté ce livre et vous offrons un autre livre (aussi long et précieux que celui-ci), "Les erreurs de santé et de conditionnement physique que vous ne savez pas que vous faites", entièrement gratuit.

Visitez le lien suivant pour vous inscrire et le recevoir :

www.effingopublishing.com/gift

Dans ce livre, nous allons décomposer les erreurs les plus courantes que vous faites probablement en ce moment en matière de santé et de conditionnement physique, et nous vous révélerons comment vous pouvez rapidement vous mettre en forme.

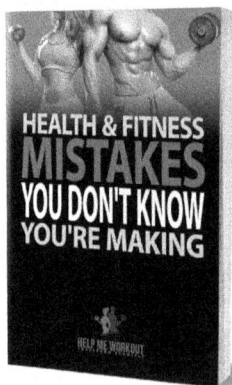

En plus de ce cadeau précieux, vous aurez également la possibilité d'obtenir gratuitement nos nouveaux livres, de participer à des concours et de recevoir d'autres courriels utiles de notre part. Une fois de plus, visitez le lien pour vous inscrire :

www.effingopublishing.com/gift.

TABLE DES MATIÈRES

5

INTRODUCTION

Ce livre rassemble les informations nécessaires sur le jeûne intermittent 16:8, une approche alternative à la nutrition qui est devenue très célèbre ces dernières années.

Ce livre n'est pas destiné à remplacer un avis médical, il est donc préférable de le consulter avant de commencer tout type de régime.

Avant de commencer, je vous recommande également de vous inscrire à **notre bulletin d'information électronique** afin de recevoir des mises à jour sur toute nouvelle sortie de livre ou promotion. Vous pouvez vous inscrire gratuitement et, en prime, vous recevrez un cadeau ; notre *livre "Les erreurs de santé et de* *conditionnement physique que vous ne savez pas que vous faites".* Ce livre a été écrit pour démystifier, de vous indiquer les choses à faire et à ne pas faire et enfin de vous fournir les informations dont vous avez besoin pour être la meilleure version de vous. En raison de l'énorme quantité de fausses informations et de mensonges véhiculés par les magazines et les "gourous" autoproclamés, il est de plus en plus difficile d'obtenir des informations fiables sur la condition physique. Contrairement à l'obligation de passer par des dizaines de sources biaisées, peu fiables et peu fiables pour obtenir des informations sur la santé et la forme physique. Tout ce dont vous avez besoin pour vous aider a été décomposé dans ce livre afin que vous puissiez le suivre facilement et obtenir des résultats immédiats pour atteindre les objectifs de conditionnement physique souhaités dans les plus brefs délais.

Une fois de plus, pour vous abonner à notre bulletin d'information électronique gratuit et recevoir un exemplaire gratuit de ce précieux livre, veuillez consulter le lien et vous inscrire dès maintenant :

www.effingopublishing.com/gift.

L'Organisation mondiale de la santé définit la santé comme "un état de complet bien-être physique, mental et social et ne consiste pas seulement en une absence de maladie ou d'infirmité".

Le maintien de la santé dépend en grande partie de l'alimentation humaine.

Nous comprenons la différence entre ALIMENTATION et NUTRITION.

L'alimentation est un choix volontaire, un choix que nous faisons sur la nourriture que nous voulons manger, et qui est dicté par la vue, le goût, l'odorat ou même la pensée.

La NUTRITION est le nutriment qui se trouve dans l'aliment que nous choisissons de manger.

Si l'on choisit une pizza, dès son passage dans l'œsophage, l'organisme utilise les nutriments nécessaires en éliminant les déchets.

Par conséquent, le régime alimentaire est volontaire alors que l'alimentation est involontaire, c'est à vous de décider ce que vous voulez manger. Cependant, une fois ingéré, il n'a plus le pouvoir de déterminer s'il doit ou non assimiler les graisses plutôt que les sucres contenus dans cet aliment. s

Aujourd'hui, la lecture des étiquettes des produits emballés que nous achetons devrait être une priorité, mais malheureusement, nous sommes souvent induits en erreur par la publicité et l'apparence même des aliments. Souvent, même dans les produits sains, il y a des sucres, des conservateurs et des graisses trans cachés, qui sont nocifs pour notre corps.

Il suffit de regarder l'emballage de n'importe quel produit pour découvrir que le sucre est l'un des quatre premiers ingrédients. Les ingrédients contenus dans l'emballage sont énumérés par ordre croissant de quantité. En conséquence, le yaourt et les biscuits deviennent des aliments dangereux pour la silhouette.

Imaginez, par exemple, vouloir prendre un petit-déjeuner avec du yaourt et des biscuits avec un peu de confiture. Nous ne nous en rendons pas compte, mais si le yaourt et les biscuits contiennent tous deux des sucres, notre corps ne produira que de l'insuline pour réduire le taux de sucre sanguin maximum qui a été produit. Conséquences ? Fatigue, gonflement, faim dans l'heure qui suit la consommation. En détail, dans quels aliments peut-on trouver des ingrédients nocifs ? Tout d'abord, comme mentionné, dans les biscuits également de marques connues, yaourt, jus, boîte à pain, muesli, cornflakes, barres, sauces comme le ketchup, mais la liste pourrait s'allonger indéfiniment ! Comment y remédier ? Achetez consciemment, surtout des aliments naturels.

Pourquoi est-ce qu'on grossit ?

Le type d'obésité le plus courant est défini comme primitif ou essentiel, dans lequel l'accumulation de tissu graisseux est la conséquence d'un bilan énergétique positif. L'organisme convertit l'énergie excédentaire résultant du déséquilibre entre trop de calories introduites par l'alimentation et trop peu de calories consommées dans les activités quotidiennes en graisse, qui est ensuite stockée dans les cellules adipeuses avec l'augmentation de poids corporel qui en résulte. Dans la plupart des cas, la cause de ce déséquilibre énergétique est due à de mauvaises habitudes alimentaires et à une activité physique réduite.

Les pays les plus touchés par l'obésité et le surpoids sont les pays industrialisés par rapport aux pays en développement, et les principales causes doivent être attribuées à la fois à l'augmentation de la consommation d'aliments très denses et aux niveaux élevés de sucres simples et de graisses saturées (que l'industrie propose et annonce comme étant "authentiques et inoffensifs"). À la fois l'inactivité physique et la paresse ont augmenté, ce qui est la cause de ce que le médecin français Louis-Ferdinand Céline a appelé "des épidémies de maladies à part entière".

Les régimes amaigrissants sont généralement basés sur un régime hypocalorique qui vise à réduire l'apport calorique des aliments en privilégiant les aliments moins riches en nutriments caloriques tels que les graisses et les glucides. Il y a une règle de base à suivre si vous essayez de perdre du poids ou de vous peser : si vous voulez perdre du poids, vous devez manger moins de calories que vous en brûlez. Si vous voulez aller plus loin, vous devez manger davantage. Cela est vrai en termes quantitatifs mais pas qualitatifs : pour un même poids, la composition corporelle (pourcentage de muscles et de graisse à comprendre) peut être différente, et cela dépend de la qualité de l'alimentation et de la subdivision en macronutriments (protéines, glucides et graisses).

Par exemple, les besoins alimentaires de l'athlète ou de ceux qui pratiquent régulièrement une activité motrice doivent tenir compte de ceux à consommer pendant l'entraînement (et donc aussi des habitudes quotidiennes de l'individu) et pendant la compétition (rations alimentaires avant ou pendant la course).

Selon Martin Berkhan, créateur du protocole Lean Gains, pendant la période de notre jeûne, nous ne pouvons rien manger qui ajoute des calories à notre corps, mais cela ne signifie pas que nous ne pouvons rien prendre. Selon Berkhan, on peut boire du café (de préférence noir ou avec un peu de lait), pas d'édulcorants caloriques, des chewing-gums sans sucre ou des sodas light (bien que je fasse attention aux sodas light).

De plus, pendant cette période, nous pouvons boire des infusions (il existe d'innombrables saveurs et arômes) qui nous rendront moins lourds puisque nous buvons de l'eau tout le temps.

Pourquoi les régimes alimentaires échouent-ils ?

Lorsque vous vous engagez sur la voie de la perte de poids, votre motivation est généralement très élevée. L'espoir est de perdre du poids rapidement, de façon continue, puis de revenir au rythme de votre vie antérieure. Cependant, les régimes alimentaires exigent souvent des sacrifices financiers (inspection et achat de nourriture), de temps (préparation des aliments) et personnels (menu) que, dans bien des cas, les gens ne sont pas prêts à faire pendant de très longues périodes.

De nombreuses personnes en surpoids ont tendance à confondre la faim avec le désir de manger, ont une faible tolérance à la faim et aux fringales, jouissent d'une sensation de plénitude et ne sont pas conscientes de la quantité de nourriture qu'elles mangent. Elles se réconfortent dans la nourriture, se sentent désespérées quand elles prennent du poids, pensent que le monde est injuste parce que les autres mangent sans prendre de poids, et arrêtent les régimes après la première période de perte de poids.

D'un point de vue pratique, lorsque nous nous privons de nourriture, peut-être parce que nous suivons un régime hypocalorique, notre cerveau augmente le sentiment de récompense, ce qui augmente notre désir de manger. Mais ce n'est pas tout, car ce mécanisme est également évident avec les produits riches en calories comme la crème glacée au chocolat ou les frites.

Nous en aurons fait l'expérience dans notre peau : nous n'aurons guère envie d'une assiette de salade, mais c'est plus facile qu'une bonne carbonara.

Un fait important à garder à l'esprit est que notre graisse n'est pas déterminée par la génétique ou à la naissance, elle devient plus grosse quand nous sommes jeunes. Une nutrition excessive pendant l'enfance augmente le "point de gras" et marquera ensuite notre croissance. Cette tache graisseuse peut rester inactive pendant des années en montagne et se réveiller ensuite pour diverses raisons (ménopause, stress, changements hormonaux, etc.), entraînant une obésité adulte ou tardive.

Il faut donc nourrir correctement les enfants pour éviter de porter ces kilos supplémentaires, même lorsqu'ils sont adultes.

Régime alimentaire et exercice physique : qu'est-ce qui est le plus important ?

La bonne chose à faire serait de mélanger les deux aspects (exercice + régime alimentaire approprié), ce qui, selon la science, est très peu susceptible d'entraîner une perte de poids par le seul exercice. De nombreuses études affirment que la perte de poids est stimulée par ce qui entre dans notre corps plutôt que par ce que nous transpirons. Cela est dû en partie au fonctionnement de notre corps : la majeure partie de l'énergie que nous dépensons - environ 60 à 80 % - est ce dont nous avons besoin pour survivre, ce que nous appelons communément notre taux métabolique basal. Environ 10 % de notre énergie est utilisée pour digérer les aliments. Par conséquent, l'activité, y compris l'exercice formel, ne peut représenter qu'entre 10 et 30 % de la dépense énergétique.

Malheureusement, certains aspects psychologiques ne doivent pas être sous-estimés, comme par exemple lorsque nous faisons de l'exercice et que le mécanisme de surcompensation est activé. En d'autres termes, nous pourrions être tentés de nous récompenser pour un bon entraînement avec une assiette supplémentaire. Ou bien l'exercice physique peut nous donner l'impression d'avoir plus faim, avec une tendance à manger plus. Il est assez clair que chacune de ces choses peut facilement annuler les avantages de la perte de poids que nous avons pu obtenir grâce à l'exercice. Cela ne signifie pas que nous devons abandonner la formation. Comme nous le savons, l'exercice est excellent pour le corps et l'esprit et offre un large éventail de bienfaits pour la santé.

Les bienfaits du sport sur le corps et l'esprit

Comme nous le savons, le sport est essentiel pour rester en forme et bien vivre. Le sport vous aide à perdre du poids. Il est également utile pour l'esprit.

Des recommandations récentes des États-Unis et du Royaume-Uni suggèrent des périodes régulières d'activité physique d'intensité modérée. Ce type de mouvement, comme la marche rapide, est considéré comme faisable pour un pourcentage beaucoup plus élevé de la population car il peut être raisonnablement intégré dans la routine quotidienne et nécessite moins d'efforts physiques. Selon le type et l'intensité, le mouvement améliore divers facteurs de santé et de forme physique.

Par exemple, une marche tranquille à l'heure du dîner pour améliorer la circulation, même si elle n'est pas intense, peut être une pause saine du travail, améliorer l'humeur et réduire le stress, ce qui contribue également au contrôle du poids. Pour ceux qui n'aiment pas ou ne font pas les exercices prévus, il peut également être utile d'éviter ou de réduire les activités sédentaires, comme regarder la télévision. Cependant, pour obtenir un bénéfice maximal pour toutes les parties du corps, des exercices spécifiques de renforcement et d'étirement sont également nécessaires, particulièrement cruciaux pour les personnes âgées.

Le sport fait perdre du poids. Suivre un régime alimentaire approprié ne suffit pas pour perdre du poids et retrouver une condition physique satisfaisante. Il est nécessaire de combiner une alimentation saine avec un exercice physique constant.

Il réduit le risque d'obésité, en particulier chez les enfants. Il améliore l'activité cardiovasculaire, ce qui implique le fonctionnement du cœur et le transport du sang et l'oxygénation conséquente du tissu musculaire et cérébral. Il est adapté au tissu musculaire, le rendant plus fort, plus élastique et oxygéné, réduit la pression sanguine et améliore le métabolisme. L'exercice est le meilleur moyen d'accélérer le métabolisme et d'augmenter la consommation d'énergie. Les raisons sont différentes. Quelle que soit l'activité, faites-la vous-même : l'entraînement HIIT, la musculation, l'entraînement cardiovasculaire ou tout autre sport, par le mouvement, consomme beaucoup de calories. Mais ce n'est pas tout.

Les formes d'entraînement à haute intensité maximisent la fréquence cardiaque ; le corps a besoin de beaucoup plus de temps pour rétablir la fréquence cardiaque à ses valeurs de repos. D'autre part, il brûle encore plus de calories que les sports d'endurance d'intensité modérée. Ce phénomène est appelé effet post-combustion et est notamment stimulé par la musculation et l'entraînement par intervalles lors de l'entraînement à la résistance.

Une activité physique régulière peut avoir un effet bénéfique sur les troubles et les maladies affectant les muscles et les os (comme l'arthrose, les douleurs dorsales et l'ostéoporose). Les exercices d'entraînement renforcent les muscles, les tendons et les ligaments et améliorent la densité osseuse. Il est prouvé que les programmes d'activité physique visant à renforcer les muscles aident les personnes âgées à maintenir leur équilibre, ce qui réduit le nombre de chutes.

Plusieurs études spécifiques ont montré que l'activité physique peut réduire la dépression clinique et peut être aussi efficace que les traitements traditionnels tels que la psychothérapie. Une activité physique régulière sur plusieurs années peut également réduire le risque de récidive de la dépression. Il a été démontré que ce mouvement améliore le bien-être des personnes ne souffrant pas de troubles mentaux. De nombreuses études ont documenté des améliorations du bien-être, de l'humeur, des émotions et de la perception de soi en termes d'apparence physique, d'estime de soi et d'appréciation du corps. De plus, les programmes d'activité et d'entraînement sporadiques réduisent l'anxiété, améliorent la réponse au stress et améliorent la qualité et la durée du sommeil.

Il a également été démontré que l'exercice améliore divers aspects de la fonction mentale, tels que la capacité de prise de décision, la capacité de planification et la mémoire à court terme.

L'activité physique semble être particulièrement saine chez les personnes âgées car elle peut contribuer à réduire le risque de démence et l'apparition de la maladie d'Alzheimer.

En général, le sport modifie la structure et le fonctionnement du cerveau. Des études sur des cobayes et des personnes ont montré que l'activité physique augmente généralement la taille du cerveau et peut réduire le nombre et les conséquences des problèmes liés à l'âge dans la substance grise et blanche du cerveau.

Le sport augmente également la neurogenèse adulte, la formation de nouveaux neurones dans un cerveau déjà mature.

Qu'est-ce que le jeûne intermittent et comment fonctionne-t-il ?

De nos jours, la nourriture est presque toujours disponible. La tentation est toujours là. Cependant, si notre corps est nourri en permanence, il n'a pas besoin d'épuiser ses réserves. L'excès de calories est ainsi transformé en dépôts de graisse et notre poids augmente. Lors d'un jeûne intermittent, le corps est obligé d'épuiser ses réserves pendant un certain temps. C'est l'avantage du jeûne intermittent. Car une chose est sûre : notre corps n'a pas besoin de manger tout le temps. Trois repas principaux et, si nécessaire, deux collations sont généralement suffisants.

Le jeûne intermittent est une nouvelle façon de perdre du poids rapidement et facilement. Il est courant chez les athlètes et est considéré comme une bonne idée pour la perte de poids et la combustion des graisses. Le jeûne intermittent est une stratégie qui est également appliquée dans le domaine du fitness et de la musculation, tant dans la phase d'amaigrissement que dans celle de la musculation. Les partisans du jeûne intermittent pensent qu'en créant une période spécifique pendant laquelle ils ne prennent pas de nourriture, ils peuvent affecter de manière significative l'équilibre énergétique global et aussi le métabolisme de diverses hormones. Il semble que lorsque vous jeûnez, vous obtenez ce qu'on appelle le "calme insulinique" (rappelez-vous que l'insuline, l'hormone anabolisante par excellence, est responsable du métabolisme des lipides), stimule la production de testostérone et de somatotrophine (une hormone qui augmente l'hypertrophie et réduit les dépôts de graisse).

L'un des principes inspirateurs du jeûne intermittent remonte probablement aux origines de la nature humaine : les anciens chasseurs et agriculteurs pouvaient passer des jours sans trouver de nourriture, mais étaient capables de trouver et d'utiliser de l'énergie pour continuer à en chercher. Sur la base de cette constatation, plusieurs méthodes de jeûne ont été testées et certifiées.

En plus d'être enraciné dans la préhistoire, où il était pratiqué pour des raisons instinctives et environnementales, le jeûne était répandu parmi les différentes religions pour encourager l'âme et l'esprit à la pureté et à la vérité. Même différents philosophes (Platon, Socrate, Pline l'Ancien et Plutarque, pour n'en citer que quelques-uns) ont fait l'expérience directe du jeûne pour stimuler l'intelligence et clarifier les idées : Stimuler la libération de catécholamines telles que l'adrénaline et la noradrénaline pendant les heures de jeûne améliore l'attention et la concentration.

Des études scientifiques montrent que la restriction calorique favorise la perte de poids tout en maintenant la masse maigre. Le jeûne intermittent permet de s'assurer que votre corps n'utilise pas le sucre comme principale source d'énergie. Malgré cela, les graisses réduisent également le désir de sucre : lorsque votre corps n'a pas besoin de sucre comme source d'énergie primaire, il a moins faim que lorsque ses réserves de sucre sont rapidement épuisées.

L'un des pires effets secondaires du régime alimentaire est que l'organisme a tendance à brûler à la fois les muscles et la graisse. Il est intéressant de noter que certaines études montrent que le jeûne intermittent peut aider à maintenir les muscles et à maximiser la perte de graisse corporelle. Dans une étude, la restriction calorique intermittente a entraîné une perte de poids, tout comme la restriction calorique continue, mais avec une réduction beaucoup moins importante de la masse musculaire.

Le jeûne intermittent 16:8 et a été testé sur des personnes obèses, notamment 23 avec un âge moyen de 45 ans et un indice de masse corporelle moyen de 35 (en tenant compte du fait que 30 est le seuil au-dessus duquel, pour l'OMS, on parle d'obésité).

L'étude s'est poursuivie pendant 12 semaines, au cours desquelles les volontaires n'ont mangé que ce qu'ils voulaient pendant 10 à 18 ans. Malgré cela, ils ont dû jeûner pendant les 16 heures restantes, en ne buvant que de l'eau ou des boissons non caloriques. Les chercheurs ont constaté que les personnes obèses qui suivaient le régime intermittent 16/8 consommaient moins de calories, perdaient du poids et voyaient leur tension artérielle s'améliorer.

Après environ 12 heures de jeûne (la durée varie légèrement d'une personne à l'autre), l'organisme aura épuisé le glucose dans le sang et l'aura stocké sous forme de glycogène dans le foie et les muscles. Avec le manque d'énergie, notre corps sera obligé de brûler les graisses pour satisfaire tous ses besoins.

C'est aussi un type de régime alimentaire qui favorise l'élimination des toxines et de diverses substances nocives qui peuvent généralement s'accumuler dans plusieurs repas, permettant une purification plus naturelle de l'organisme.

En travaillant avec des cellules immunitaires humaines et de souris, les chercheurs ont montré que le jeûne intermittent réduit la libération de cellules pro-inflammatoires appelées " monocytes " dans la circulation sanguine. Des recherches plus approfondies ont révélé que pendant les périodes de jeûne, ces cellules deviennent "dormantes" et sont moins inflammatoires que les monocytes que l'on trouve chez ceux qui ont mangé à la place : "Les monocytes sont des cellules immunitaires hautement inflammatoires qui peuvent causer de graves lésions tissulaires et il y a eu une augmentation de leur circulation dans le sang en raison des habitudes alimentaires que les humains ont acquises au cours des siècles passés... Le jeûne peut être la réponse au problème.

Le jeûne intermittent n'est pas un véritable régime, mais un programme d'alimentation qui consiste à manger plus ou moins en alternance un jour de la semaine.

En résumé, le principe essentiel du jeûne intermittent est de créer un espace, une période de jeûne dont la durée peut affecter le total des calories absorbées et donc le métabolisme hormonal.

Les différents types de jeûnes intermittents

Il existe de nombreux types de jeûnes intermittents :

-5:2, deux jours par semaine, vous devez réduire votre apport calorique à un maximum de 500\600 calories. Pendant ces deux jours, ils ne doivent pas être consécutifs et pendant le reste des jours, vous pouvez manger ce que vous voulez.

-6:1, est similaire à 5:2, mais dans ce cas, vous devez réduire votre apport calorique pour une journée seulement. Voici comment cela fonctionne : pour le petit déjeuner, vous pouvez prendre deux noix, du yaourt, du kéfir et du thé. Au déjeuner, un peu de bouillon et des légumes cuits pour finir par un dîner léger de légumes sans farine. Le reste de la semaine, nous suivons un régime méditerranéen, composé principalement de légumes.

Jour de congé : choisissez un jour par semaine de restriction calorique où seuls les légumes, les aliments faibles en gras (noix, huile d'olive extra vierge), les aliments probiotiques et les fibres peuvent être consommés.

-Mangez, arrêtez de manger, vous êtes à jeun pendant 24 heures, un ou deux jours par semaine en alternance, et le reste des jours vous pouvez manger. Pendant les heures de jeûne, l'eau et certains légumes sont autorisés, tandis que pendant les 48 heures de rétroaction, il est conseillé de suivre un régime alimentaire équilibré, de préférence avec une faible charge glycémique ;

-Le jeûne itératif du régime du guerrier : votre journée doit être organisée en 20 heures de jeûne (pendant lesquelles peu de fruits et légumes crus sont autorisés) puis 4 heures, qui doivent coïncider avec le dîner, pendant lesquelles vous pouvez manger à votre faim.

-16:8, aussi appelé "bénéfices maigres", ce plan divise la journée en deux parties : 8 heures de nourriture et 16 heures de jeûne.

-La méthode 14:10 est similaire à la méthode 16:8, mais comprend un jeûne de 14 heures et un repas de 10 heures. Il est un peu plus facile à appliquer, mais peut être moins efficace pour la perte de poids.

Comme la période de jeûne est courte et suit plus ou moins les habitudes alimentaires des gens, il peut être difficile de perdre du poids avec ce type de régime.

-Perte de graisse ou toujours, une fusion passionnante des protocoles mentionnés ci-dessus, prévoit une alternance de méthodes sur plusieurs jours de la semaine, ainsi qu'un entraînement précis pour maximiser les résultats, une sorte de programme visant à reconstruire le corps.

11 faux mythes sur le jeûne intermittent et la fréquence d'alimentation

1) Sauter le petit déjeuner fait grossir

Bien que plusieurs études d'observation aient trouvé des liens statistiques entre le fait de sauter le petit-déjeuner et le surpoids ou l'obésité, cela peut s'expliquer par le fait que les personnes qui sautent le petit-déjeuner peuvent sortir d'une personne qui n'est pas consciente de la nourriture. Cette question a récemment été abordée dans le cadre d'un essai contrôlé randomisé. Cette étude, publiée en 2014, a comparé les sauteurs du petit déjeuner avec les sauteurs d'un groupe de 283 adultes en surpoids et obèses. Après une période d'étude de 16 semaines, il n'y avait aucune différence de poids entre les deux groupes.

2) Les repas déclenchent et accélèrent souvent le métabolisme

Beaucoup de gens pensent que le fait de manger plus de repas pendant la journée augmente le taux métabolique, de sorte que le corps brûle plus de calories totales. Manger six repas de 500 calories a le même effet que de *manger trois repas de 1 000 calories. Avec un effet thermique moyen de 10 %, il est de 300 calories dans les deux cas.*

Ceci est confirmé par de nombreuses études sur la nutrition humaine, qui montrent que l'augmentation ou la diminution de la fréquence des repas n'affecte pas la quantité totale de calories brûlées.

3) *Manger contribue souvent à réduire la faim*

Certaines personnes pensent que manger et grignoter entre les repas contribue à réduire et à contrôler la faim excessive. Alors que certaines études suggèrent que des repas plus fréquents entraînent une réduction de l'appétit, d'autres études n'ont trouvé aucun effet significatif, et certaines ont même montré une augmentation des niveaux de faim. En tout cas, rien ne prouve que le fait de manger plus souvent ou plus fréquemment réduit l'appétit.

4) *Manger de petits repas aide à perdre du poids.*

Les repas fréquents ne stimulent pas le métabolisme (augmentation des calories brûlées).

Ils ne semblent pas non plus réduire la sensation de faim (la réduction calorique est introduite). Cet argument est étayé par la science. La plupart des études montrent que des repas fréquents n'affectent pas la perte de poids.

Par exemple, une étude menée auprès de 16 hommes et femmes obèses n'a révélé aucune différence de poids, de perte de poids ou d'appétit par rapport à 3 et 6 repas par jour.

5) *Le cerveau a besoin d'un apport constant de glucose.*

Certaines personnes pensent que si vous ne mangez pas de glucides toutes les cinq heures, votre cerveau ne sera pas plus efficace.

Ce concept repose sur l'idée que le cerveau ne peut utiliser que le glucose (sucre dans le sang) comme carburant.

Cependant, on oublie souvent que l'organisme peut produire rapidement le glucose dont il a besoin grâce à un processus appelé glycogénèse. Même pendant une longue période de jeûne, une carence ou un régime très pauvre en glucides, le corps peut produire des cétones et nourrir le cerveau avec les graisses introduites dans le régime. Pendant un jeûne prolongé, le cerveau peut être facilement soutenu par les cétones de l'organisme et le glucose obtenu à partir de protéines et de graisses.

6) *Manger souvent et entre les repas est bon pour la santé.*

Il n'est pas naturel que le corps soit toujours en état de nutrition.

Au cours de l'évolution, nous avons dû faire face à des périodes de famine de temps en temps.

Il est prouvé que le jeûne à court terme induit un processus de réparation cellulaire appelé autophagie, dans lequel les cellules utilisent des protéines anciennes et non plus fonctionnelles pour extraire de l'énergie. Par exemple, une étude a montré que, combiné à un apport calorique élevé, un régime de repas plus fréquents entraîne une augmentation de la graisse du foie, ce qui indique que les collations peuvent augmenter les chances d'avoir un foie gras.

7) *L'organisme peut utiliser une certaine quantité de protéines par repas.*

Certains disent que nous ne pouvons digérer que 30 grammes de protéines par repas et que nous devrions manger toutes les 2 à 3 heures pour maximiser la croissance musculaire.

Ce concept n'est pas scientifiquement étayé. Les études ne montrent aucune différence de masse musculaire si vous mangez souvent des protéines.

8) *Le jeûne conduit le corps dans un "mode de rareté".*

Un argument dominant contre le jeûne intermittent est qu'il peut conduire le corps dans un état de " pénurie et de faim ".

Selon ces croyances, ne pas manger fait " penser " à votre corps que vous avez faim, donc cela bloque votre métabolisme et commence à brûler moins de graisse.

La perte de poids à long terme peut en fait réduire le nombre de calories que vous brûlez. C'est le véritable "mode pauvre" (le terme technique est la thermogénèse adaptative). Une étude a montré que l'alternance de jours de jeûne pendant 22 jours ne ralentissait pas le métabolisme, mais les participants ont perdu 4 % de leur masse graisseuse, ce qui est impressionnant pour une période aussi courte.

9) *Le jeûne intermittent fait perdre des muscles.*

Certaines personnes pensent que lorsque nous avons faim, notre corps commence à brûler des muscles et à les utiliser pour produire de l'énergie.

Cela se produit avec la nourriture en général, mais rien ne prouve que cela se produit davantage avec le jeûne intermittent qu'avec d'autres méthodes.

Certaines études suggèrent que le jeûne intermittent est excellent pour maintenir la masse musculaire.

Dans une étude, la restriction calorique intermittente a entraîné une perte de calories similaire à la restriction calorique continue, mais avec une réduction moindre de la masse musculaire. Le jeûne intermittent est également populaire parmi les culturistes, qui y voient un moyen efficace de maintenir les muscles avec un faible pourcentage de graisse corporelle.

10) *Le jeûne intermittent est préjudiciable à la santé.*

Certaines personnes pensent que le jeûne peut être nuisible, mais rien n'est plus éloigné de la vérité.

De nombreuses études montrent que le jeûne intermittent et la limitation des calories à intervalles réguliers peuvent avoir des effets bénéfiques incroyables sur la santé, mais nous en parlerons plus tard.

11) *Le jeûne intermittent vous fait manger davantage pendant les périodes où vous ne jeûnez pas.*

Certains disent que le jeûne intermittent ne provoque pas de perte de poids car il vous fait manger davantage entre les repas.

C'est en partie vrai. Après le jeûne, les gens ont automatiquement tendance à manger un peu plus que lorsqu'ils n'ont pas jeûné. C'est en partie vrai. Après le jeûne, les gens ont automatiquement tendance à manger un peu plus que lorsqu'ils ne jeûnent pas. Le jeûne intermittent réduit l'apport alimentaire total et stimule le métabolisme. Il réduit également les niveaux d'insuline en augmentant la noradrénaline de 5 fois et en stimulant l'hormone de croissance. En raison de ces facteurs, le jeûne intermittent entraîne une perte de graisse, et non un gain.

Focus sur le jeûne intermittent 16\8

Tout au long de notre vie, on nous a dit que sauter des repas n'était pas bon pour notre santé et que nous devions servir cinq repas, presque religieusement. Cependant, ces dernières années, le protocole de régime basé sur le jcûnc intermittent est devenu très à la mode et de plus en plus de personnes le suivent.

Le "jeûne" est l'abstention totale ou partielle de nourriture et de boisson pendant un certain temps.

"Intermittent" signifie que ce jeûne est interrompu et contrôlé périodiquement ; par conséquent, le jeûne intermittent est un mode d'alimentation (et non un régime) qui alterne des périodes d'abstinence totale ou partielle de nourriture et de boisson avec des périodes d'alimentation normale sur une base régulière et contrôlée.

Comme indiqué ci-dessus, le jeûne intermittent de 16 heures consiste à ne manger que 8 heures par jour et à jeûner le reste des 16 heures. Dans ce cas, nous devons considérer qu'en réduisant le temps que nous passons à manger dans une journée, nous réduirons également le nombre de repas. Vous devriez envisager de jeûner au petit déjeuner. Cependant, vous pouvez prendre votre petit-déjeuner et votre dîner jusqu'à huit heures du soir, ou vous pouvez choisir entre neuf heures du matin et cinq heures de l'après-midi et prendre un petit-déjeuner sain et un déjeuner tout aussi savoureux, avec quelques collations avant la période de jeûne.

Idéalement, la période de jeûne devrait coïncider, en partie, avec les heures que nous passons à dormir, afin que vous puissiez passer une partie de ce temps à dormir et ne pas ressentir l'appel de la faim que vous pourriez ressentir les premiers jours où vous n'y êtes pas habitué.

Mais si, pour une raison quelconque, les heures que nous passons à dormir sont peu nombreuses, un autre conseil est qu'une partie de ce jeûne vous convient, par exemple, avec votre journée de travail pour vous occuper et le temps passe plus vite, et vous ne voulez pas manger autant. Si vous avez un travail stressant, le protocole de jeûne n'est peut-être pas une bonne idée, car le stress est un grand ami de la faim et de la nourriture, et nous pouvons finir par commettre des "atrocités" contre notre corps.

Vous pouvez décider en fonction de vos besoins. Les aliments recommandés sont les fruits, les légumes, les protéines maigres et les céréales complètes, tandis que les sucres raffinés, la liqueur et les saucisses sont à éviter.

Vous pouvez alterner entre le faire un jour et sept jours par semaine.

Il est important de savoir que le jeûne intermittent n'interdit aucune nourriture, mais il doit être adopté comme un mode de vie sain, de sorte que vous ne pouvez pas vous contenter de manger de la malbouffe tous les jours.

Pourquoi 16 heures de jeûne ?

Plusieurs études scientifiques montrent qu'en général, nous avons tendance à avoir faim aux mêmes moments de la journée, et cela est dû à la libération de ghréline par les cellules de notre estomac. Tout cela est contrôlé par les rythmes circadiens dictés par nos horaires de repas.

C'est pourquoi nous essayons généralement de maintenir la régularité d'environ 16 heures pour trouver le bon compromis entre les avantages et le fait de ne pas avoir à supporter le stress et la faim excessive.

Cependant, le jeûne est une pratique qui ne doit pas s'improviser : les risques de priver le corps de l'énergie nécessaire peuvent généralement avoir des conséquences graves. C'est pourquoi il est bon de contacter un médecin et éventuellement de changer de mode de vie.

L'organisme doit se réadapter progressivement pour tolérer des périodes d'abstinence alimentaire plus longues. Dans le cas contraire, tous les avantages du jeûne seront perdus.

L'une des plus importantes difficultés que les gens rencontrent lorsqu'ils s'approchent pour la première fois du jeûne intermittent est la crainte d'affronter des périodes de faim, s'habituant souvent à manger toutes les 2 ou 3 heures. La question que l'on entend souvent lorsqu'une approche telle que le jeûne est proposée est la suivante : comment puis-je passer de 12 à 16 heures sans manger ?

Il est bon de distinguer la faim limbique de la faim somatique (qui vient de l'estomac). La première chose qui se produit lorsque nous sommes confrontés à la nourriture ou lorsque nous y pensons, peut également se produire avec l'estomac plein et cela se produit généralement lorsque nous sommes habitués à manger à un certain moment. Ce type de faim est facilement ajustable en fonction des habitudes. Il s'agit d'une fausse "faim" comme si elle se produisait 2 à 3 heures après le repas ; le corps est encore dans un état de "nourrissage", probablement en train de digérer et d'utiliser les macronutriments du dernier repas. Le jeûne intermittent est facile à faire. Beaucoup de gens disent qu'ils se sentent mieux et qu'ils ont plus d'énergie pendant le jeûne.

Plan alimentaire pour les hommes et les femmes

Le petit déjeuner est généralement liquide et peut être pris pendant les heures de jeûne (en fait, il est sauté) : le déjeuner vers midi, une collation en milieu d'après-midi est autorisée et le dîner vers 19 ou 20 heures. Il ne s'agit donc pas d'une règle absolue, mais il existe une grande flexibilité en termes de besoins. Il existe également de nombreux effets positifs sur la qualité du sommeil et la composition corporelle sur l'apport en glucides pendant la nuit, qui ont été largement démontrés par la communauté scientifique.

Il est encore possible de personnaliser l'horaire en observant le jeûne de 16 heures.

Il convient de distinguer le moment du jeûne de celui où il est permis de manger : dans le premier cas, tout aliment à calories ajoutées fera un effort, mais les boissons sans sucre ajouté, comme le thé, l'infusion, l'eau ou le café, peuvent être prises.

Nous pouvons maintenant examiner un exemple de plan de jeûne intermittent pour les hommes et les femmes.

Pour les hommes

-Le petit-déjeuner : vous pouvez prendre une tasse de café ou de thé sans sucre ;

-Déjeuner : un bol de pâte de riz d'orge (100 grammes) avec des légumes, en ajoutant une cuillère d'huile d'olive et un fruit.

-Snacks : 15 grammes de noix, 1 fruit, 70 grammes de riz, peuvent être des gâteaux, du thé ou du café sans sucre.

-Dîner : viande de poisson (100 grammes, de préférence de la viande blanche), cuite sans graisse. Ensuite, vous pouvez manger une assiette de légumes assaisonnés avec une cuillerée d'huile d'olive.

Femmes

Petit déjeuner : vous pouvez prendre une tasse de café ou de thé sans sucre;

-Déjeuner : un bol de pâte de riz d'orge (80 grammes) avec des légumes, en ajoutant une cuillère d'huile d'olive et un fruit.

-Snacks : 15 grammes de noix, 1 fruit, 50 grammes de riz, peuvent être des gâteaux, du thé ou du café sans sucre.

-Dîner : viande de poisson (100 grammes, de préférence de la viande blanche), cuite sans graisse. Ensuite, vous pouvez manger une assiette de légumes assaisonnés avec une cuillerée d'huile d'olive.

Un autre exemple pourrait être :

-Le matin : une tasse de thé vert ou de café ;

-Snacks : fruits avec beaucoup d'eau (comme la pastèque)

-Déjeuner : un sandwich au thon ou au poisson cuit au four ou une piadina avec des légumes et du yaourt sans matières grasses ;

-Un en-cas : un morceau de chocolat noir. Une collation : un morceau de chocolat noir.

-Dîner : soupe de lentilles et légumes grillés ou poitrine de poulet grillée et pain complet ;

Il existe de nombreuses tisanes et certaines sont plus savoureuses que d'autres. De nos jours, il n'y a souvent pas le temps de boire beaucoup pendant la journée, ce qui fait que la rétention d'eau est un problème de plus en plus fréquent. Le but de l'infusion drainante est précisément d'aider à purifier l'organisme, même lorsque la quantité d'eau ingérée est inférieure à ce qui est nécessaire. La rétention d'eau a des conséquences à la fois esthétiques et sanitaires. La peau est visuellement moins fraîche, plus sèche et plus craquelée.

Les infusions sont généralement composées de plus de substances, principalement parce que toutes les infusions n'ont pas un bon goût ou une bonne odeur. Les herbes pour infusions sont divisées en trois groupes selon leur fonction dans l'infusion : les herbes constitutives sont celles qui ont le principe bénéfique souhaité et qui ont l'action principale ; ces adjuvants accompagnent le but premier souhaité des autres parallèles ; les herbes correctrices servent plutôt à donner à l'infusion un goût et une odeur agréables au palais et à l'odorat. Une des plantes les plus connues pour son action drainante (même la sève est bue à cet effet) est le bouleau. Combiné à d'autres substances drainantes telles que l'herbe, la verge d'or et la racine d'ononide, on obtient un thé à l'effet drainant intensc.

Les infusions de drainage ont de nombreuses propriétés bénéfiques, agissent positivement sur le système lymphatique et les reins, préviennent les calculs rénaux et les maladies mentionnées ci-dessus. En combinaison avec des médicaments à action diurétique, le thé drainant peut également agir en facilitant l'élimination de l'accumulation excessive de lipides, en aidant l'organisme contre l'œdème des jambes, en favorisant la circulation et la disparition de la cellulite (par exemple, la vigne rouge et la centella asiatica). En cas d'infection urinaire, il est toutefois recommandé de la combiner avec la busserole et la camomille. Il est clair qu'il ne suffit pas de verser le thé, mais qu'il est nécessaire de mener un style de vie correct et de contenir, par exemple, la consommation de sodium.

Il existe de nombreuses tisanes aux propriétés drainantes. De tous les goûts, chacun peut trouver son thé préféré en le buvant et aussi en voulant créer des mélanges originaux ; cependant, il est recommandé de ne pas mélanger plus de quatre sources. Les substances drainantes sont les asperges, le bouleau, la cerise, la prêle, le frêne, l'herbe, le maïs, l'orthosiphon, l'ononide épineux, l'ortie, la selle, le persil, le pissenlit et la verge d'or. Si vous achetez ces substances en phytothérapie, vous avez la garantie d'une concentration élevée du produit. D'autre part, dans les supermarchés, il est facile de trouver des tisanes qui contiennent plus de substances, dont beaucoup ne sont toutefois mentionnées qu'à des fins commerciales en raison de la faible quantité présente dans le thé.

Pour un effet maximal, il faut laisser infuser le thé pendant trente minutes et fermer la tasse (ou le bocal) avec le couvercle afin que les substances volatiles ne soient pas dispersées.

Voici une liste d'aliments que vous pourriez manger :

- **Fruits :** Pommes, baies, oranges, pêches, poires, pamplemousses ;

- **Légumes :** Brocoli (le brocoli est particulièrement riche en glucosinolates et isothiocyanates. Plusieurs études ont montré son action anti-tumorale, notamment pour le cancer du sein, du colon et de la prostate), le chou-fleur, le concombre, les légumes à feuilles, les tomates, les courgettes, les épinards, les asperges (contient du glutathion, qui peut aider à purifier l'organisme. C'est l'antioxydant le plus puissant et le plus essentiel produit par l'organisme. Il lutte contre le vieillissement par deux voies principales : l'intestin et le système circulatoire. Il protège les cellules, les tissus et les organes du corps, en le gardant jeune).

- **Grains entiers : Quinoa** (Le quinoa ne contient pas de gluten et possède des propriétés nutritionnelles très particulières. La haute valeur biologique de ses éléments nutritifs fait du quinoa un aliment précieux. Pour un même poids, le quinoa est l'une des céréales - céréales ou pseudo-céréales - les plus riches en protéines végétales : les protéines de quinoa sont biodisponibles en raison de la présence d'importants acides aminés essentiels, ceux qui sont nécessaires au corps humain mais qui ne sont disponibles que dans l'alimentation. Il contient des quantités suffisantes d'acide linoléique, capable de contrecarrer et de prévenir les dommages dus à un régime alimentaire particulièrement riche en graisses qui endommagent les parois des vaisseaux sanguins, donc utile contre les maladies cardiovasculaires, le surpoids, le diabète), le riz, l'avoine, l'orge (Il a des propriétés anti-inflammatoires, en particulier dans la vessie et l'intestin. Assez riche en fibres, il aide à réguler la fonction intestinale et est particulièrement utile en cas de constipation), le sarrasin ;

- **Des graisses saines :** l'huile d'olive, les avocats (contient également des quantités importantes de fibres et de graisses monoinsaturées, bénéfiques dans la lutte contre le diabète et la défense du cœur. L'avocat équilibre très rapidement le niveau de "mauvais" cholestérol (cholestérol LDL) dans le sang, grâce à ses graisses végétales qui réduisent le temps de séjour du cholestérol dans le sang : cela profite à l'ensemble du système cardiovasculaire, notamment en ce qui concerne l'équilibre de la pression artérielle. Une source inépuisable de vitamines A (utile pour la vue), B1 (anti-neurotique), B2 (pour la croissance et le bien-être), et aussi D, E, K, H, PP. Sa consommation est particulièrement indiquée pour les enfants et pour ceux qui suivent un régime végétarien. Elle a des propriétés aromatiques et digestives et aide à combattre la dysenterie, étant un excellent astringent) et l'huile de coco (étant un allié essentiel pour ceux qui veulent perdre du poids : une étude de 2009 a montré que la consommation chez les femmes de 30 ml (3 cuillères à soupe) d'huile de coco par jour pendant

12 semaines non seulement ne provoque pas de prise de poids mais entraîne aussi une réduction de la graisse abdominale ou viscérale, un type de graisse dangereux et difficile à perdre, contribuant à des problèmes cardiaques plus importants) ;

- **Protéines** : Viande, volaille, poisson, légumineuses, œufs (les œufs sont une source essentielle de protéines et de micronutriments, ils aident à réguler l'apport en graisses et en glucides et, selon de nombreux médecins, contribuent à la santé des yeux, du cœur et des vaisseaux sanguins. Ils contiennent également de la vitamine A, de la riboflavine, de l'acide folique (essentiel pendant la grossesse), des vitamines B6 et 12, de la choline, du fer, du calcium, du phosphore et du potassium. Le jaune contient notamment de la lécithine, qui favorise le transport du cholestérol des artères vers le foie, renforçant ainsi l'action du "bon" cholestérol), des noix et des fruits secs (la consommation quotidienne d'une petite portion de noix et de fruits secs tels que les arachides, les amandes, les noix, les noisettes, les pignons, les pistaches ou les noix de cajou peuvent être très utiles, car ils constituent une source de nutriments essentiels pour l'alimentation quotidienne. Les concentrations élevées de protéines (jusqu'à 20 %), de minéraux, d'acides gras et d'acides aminés les rendent irremplaçables. La consommation régulière devrait être d'environ 10 grammes pour ceux qui sont au régime et d'environ 20 grammes pour ceux qui ne le sont pas), de graines comme le lin (riche en Oméga 3, Oméga 6 et Oméga 9 ; elles contiennent également d'excellents antioxydants et des fibres. Il est recommandé de prendre les graines de lin après les avoir moulues et de les laisser macérer dans un liquide, pour profiter pleinement des bienfaits de ce gel végétal. Ils sont utiles pour maintenir le côlon en bonne santé, réduire le risque d'accident vasculaire cérébral et de crise cardiaque, et sont anti-inflammatoires).

- **Les graines de courge** (une excellente source de magnésium, de protéines végétales digestibles, de vitamines B, d'oméga-3, de zinc et de fer ; idéales pour les hommes car elles protègent contre les troubles liés à la prostate. Elles sont également précieuses pour garder le moral lors des jours difficiles et assurer une bonne nuit de sommeil. Excellentes pour les régimes alimentaires, elles sont consommées crues, dans les smoothies, dans les rouleaux végétariens, mais aussi comme sauce de base pour les pâtes ou les raviolis. Elles sont une bonne source de protéines, grâce au tryptophane, un acide aminé précurseur de la sérotonine).

Les fruits frais

Les fruits frais sont une catégorie d'aliments peu énergétiques mais très nutritifs, ce qui signifie qu'ils sont peu caloriques mais riches en nutriments précieux tels que les vitamines, les minéraux et les fibres.

Considérez que les pommes contiennent beaucoup d'eau. Alors, commençons par un bon départ. Si nous ajoutons ensuite des fibres, des calories et diverses protéines, comme la pectine, qui stimule le péristaltisme intestinal, nous avons trouvé un nouvel ami qui nous aidera à atteindre notre objectif. Nous nous souvenons également de la teneur en vitamines et en antioxydants.

Les mûres sont des fruits spontanés qui naissent et poussent dans des ronces, connues pour leurs épines. Ils contiennent beaucoup d'eau et peu de calories, ce qui les rend excellents pour la perte de poids. Ils combattent également la constipation et l'épuisement, favorisent la diurèse, réparent les dommages causés aux parois des vaisseaux sanguins et retardent l'apparition de maladies neurodégénératives telles que la maladie de Parkinson.

Le fruit de l'automne pour faire une charge de vitamines

Nous savons que l'automne apporte les premiers maux. La pluie et le vent se mettent à taper sur les portes, et il est facile de tomber malade. Cependant, il existe un moyen d'aider l'organisme à lutter contre cette influence par le biais de la nutrition. Les fruits et légumes peuvent par exemple contribuer à renforcer le système immunitaire. Dans mon article, j'accorde donc une attention particulière aux fruits d'automne.

- Les " oranges riches en vitamines " aident à promouvoir la santé du cœur, à prévenir les tumeurs et les calculs rénaux, à prévenir l'anémie en aidant à augmenter l'absorption du fer, sont une panacée pour la peau et renforcent le système immunitaire. Riche en fibres. Et les plus savoureux sont classés comme les fruits d'automne préférés.

-Les persmones sont très sucrées et ont donc une fonction énergétique, purifiant le corps et sont riches en antioxydants. Sa pulpe est utilisée pour créer des masques de beauté.

- La mandarine est un fruit sucré et est riche en vitamine C, en fibres et en carotène. L'écorce de mandarine est riche en limonade, une substance antioxydante. De plus, l'huile essentielle de mandarine est obtenue à partir de la peau et utilisée, par exemple, contre la cellulite. En termes de nutriments, la mandarine est très riche en vitamine C mais contient également des vitamines B, de la vitamine A, de la vitamine P, de l'acide folique et plusieurs minéraux, dont le magnésium, le potassium, le calcium et le fer. La mandarine contient également du brome, une substance qui favorise le sommeil et la relaxation. Il est facilement digestible et, étant riche en fibres, il contribue au bon fonctionnement de l'intestin. Il est un allié utile dans la prévention des maladies mortelles et contribue à la protection des capillaires et des os.

-La pomme est principalement composée de fibres et de sels minéraux, elle est le fruit diététique par excellence et a un effet drainant.

Une pomme par jour éloigne-t-elle le médecin ?

Bien sûr que je le fais.

La pomme est considérée comme un médicament naturel, un remède pour de nombreux problèmes. Tout d'abord, il faut dire que ce fruit contient très peu de protéines et presque pas de matières grasses (100 grammes de pomme correspondent à environ 40 calories, 10 grammes de sucre et de grandes quantités de potassium, de vitamine B, d'acide citrique et d'acide malique). Il contient également de la vitamine B1, qui combat la perte d'appétit, la fatigue et la nervosité, et de la vitamine B2, qui facilite la digestion, protège les muqueuses de la bouche et de l'intestin et renforce les cheveux et les ongles.

Manger des légumes vous aide à perdre du poids

Les légumes permettent de réduire la taille. Ceci est confirmé par des études récentes menées par l'Université d'Otago (Nouvelle-Zélande) et récemment publiées dans le Journal of the American College of Nutrition. Les haricots, les pois, les pois chiches, conservent de nombreux effets bénéfiques dans leurs cosses.

L'effet amincissant des légumineuses est basé sur leur capacité à augmenter la sensation de satiété - tout le mérite en revient à la fibre. Bien que ces substances ne soient pas très importantes par rapport à l'énergie fournie (seulement 2 calories par gramme), leur inclusion dans l'alimentation quotidienne est appropriée pour la santé, améliore la fonction intestinale et favorise la sensation d'avoir l'estomac plein.

Les légumineuses peuvent être apportées à la table comme alternative à la viande, car elles sont une excellente source de protéines. Malheureusement, ils sont toutefois déficients en certains acides aminés plus présents dans d'autres aliments d'origine végétale, comme le blé, le riz et le maïs. C'est pourquoi on dit souvent que les combinaisons de légumineuses et de céréales (comme les pâtes et les haricots, le riz et les pois, ou les pâtes et les pois chiches, par exemple) sont des plats uniques et parfaits : ils combinent les acides aminés des premières avec ceux des secondes, créant ainsi un mélange de protéines d'excellente qualité.

Comme tous les aliments, les légumineuses, si elles sont consommées en quantités excessives, peuvent contribuer à l'embonpoint. Cela est particulièrement vrai lorsqu'il est pris sous forme de farine, de pâte à pain ou de pâte mélangée, ou sous forme d'autres dérivés tels que le tofu. Les légumineuses en bouillon sont plus rarement prises en excès, ce qui rend les recettes peu caloriques et très satisfaisantes.

Pourquoi est-il préférable de choisir des céréales complètes ?

Les nutriments contenus dans les aliments entiers aident notre corps à remplir des fonctions essentielles, ce qui lui procure de nombreux avantages. Tout d'abord, grâce aux fibres, ils améliorent la digestion et le bon fonctionnement du tube digestif. Les vitamines et les antioxydants soutiennent le système immunitaire et ralentissent le processus associé au vieillissement cellulaire ; les amidons sous contrôle des fibres ont moins d'impact sur la glycémie et l'insuline, ce qui aide à gérer toutes les conditions associées au diabète ou à une réponse altérée aux glucides. La consommation régulière d'aliments complets est généralement essentielle pour tout le monde dans la prévention de certains types de maladies telles que le diabète, la constipation et divers troubles gastro-intestinaux.

Le mot intégral tend à être associé à l'idée de minceur, mais son vrai sens est exactement le contraire, qui est riche, complet. Le blé, comme tous les autres grains, se détériore rapidement lorsqu'il est exposé à la lumière et à l'air. Ainsi, pour augmenter la durée de conservation des aliments, on pensait retirer mécaniquement les parties les plus viables et les plus oxydables du grain : l'enveloppe et le germe. Le germe est généralement le premier à être éliminé car il est riche en graisses qui accélèrent le processus de rancissement. Le son, en revanche, est séparé par son goût légèrement trop épicé, mais c'est en fait la partie qui contient le plus de fibres, de minéraux et de vitamines. Sans parler du blanchiment, un processus qui libère des résidus chimiques dans l'usine qui sont nocifs pour la santé.

Les céréales sont donc des grains entiers, tant qu'elles n'ont pas été soumises à des processus de raffinage. La farine ne se remplit que lorsqu'elle contient à la fois des germes et du son. Les fibres insolubles sont bénéfiques dans la lutte contre l'hypercholestérolémie, car elles peuvent réduire de manière significative l'absorption du cholestérol alimentaire dans l'intestin.

Pourquoi boire du thé vert ?

Les bénéfices pour la santé humaine qui peuvent résulter de la consommation de thé vert sont nombreux. Le thé vert a fait, et continue de faire, l'objet de plusieurs études visant à mieux comprendre sa fonction curative potentielle.

Les pousses de feuilles de thé vert et les jeunes feuilles contiennent le plus haut pourcentage de principes antioxydants trouvés dans la nature, utiles pour contrer la formation de radicaux libres, responsables du vieillissement cellulaire.

Les polyphénols présents sont des anti-radicaux libres, encore plus puissants que les vitamines C et E.

Parmi les ingrédients actifs qui confèrent à la plante des propriétés anti-mutagènes et anti-cancéreuses, le plus important est le gallate d'épigallocatéchine (EGCG), car il inhibe la croissance et la prolifération des cellules cancéreuses.

Une autre propriété intéressante attribuée au thé vert est la perte de poids, car les méthylxanthines (caféine, théobromine, théophylline) ont un effet sur le métabolisme. Ils ont une action hypoglycémiante, car ils réduisent l'absorption des sucres, et une action lipolytique, car ils favorisent l'élimination des graisses des adipocytes, par stimulation enzymatique. Ainsi, ces substances favorisent la perte de poids en facilitant la mobilisation des graisses situées dans le tissu adipeux et leur élimination à des fins énergétiques.

Cette action détoxifiante s'effectue par la diurèse : favorisant, comme nous l'avons dit, l'élimination des graisses et des sucres par le drainage des liquides, l'apport de la plante est indiqué dans les cas de rétention d'eau, de cellulite et d'infections urinaires telles que les cystites. Une étude a été publiée dans l'American Journal of Clinical Nutrition indiquant qu'une tasse de thé vert par jour augmente la densité osseuse chez les femmes ménopausées grâce à sa puissante action reminéralisante, qui favorise le métabolisme des os et des tissus. De plus, le pourcentage élevé de fluorure favorise la minéralisation du squelette et de l'émail des dents (anti-caries).

Le thé vert accélère le métabolisme des graisses et des sucres, facilite la réduction du poids corporel et favorise la diurèse, étant utile en cas de rétention d'eau, de cellulite et d'infections urinaires.

Le thé vert contient de la caféine et des doses élevées et peut donc provoquer de l'anxiété et de la nervosité, des nausées et des vomissements. Pour toutes ces raisons, une consommation contrôlée est essentielle. Ne le buvez pas après 18 ans pour éviter l'insomnie.

Que sont les aliments riches en fibres et pourquoi devrions-nous les manger ?

Les aliments riches en fibres peuvent être un excellent allié pour notre bien-être. Grâce à l'effet protecteur et bénéfique qu'ils peuvent avoir sur l'organisme. Un régime alimentaire riche en fibres présente de nombreux avantages. Tout d'abord, comme cela a également été annoncé à plusieurs reprises dans des publicités commerciales, les fibres ont d'excellents effets sur le tractus intestinal et gastrique, favorisant le report des aliments, avec une réduction des fermentations (et des gaz) indésirables et un ralentissement du temps de transit gastrique, avec une diminution du taux d'absorption des sucres pris ensemble avec les fibres. Ils augmentent également la masse des selles, ce qui facilite les fonctions d'élimination.

Parmi les autres avantages les plus importants, on peut citer l'augmentation de la satiété alimentaire, la réduction du taux de cholestérol et la diminution des substances cancérigènes et mutagènes dans le tractus intestinal. Comme si cela ne suffisait pas à vous guider vers un apport plus élevé en fibres, nous soulignons également les effets positifs en termes d'enrichissement de la flore intestinale en microorganismes utiles et de renforcement de la paroi de tout le tube digestif, avec la prévention de la diverticulose.

Par exemple, le son d'avoine n'est pas utilisé en boulangerie parce qu'il est sans gluten, mais ses valeurs nutritives sont souvent très élevées, comparables à celles du blé.

Cet aliment contient de très grandes quantités de fibres et une grande quantité d'acides gras polyinsaturés, ainsi qu'un excellent apport en niacine et en magnésium. En termes de macronutriments, le son d'avoine est plus riche en graisses et en protéines que le son de blé, et il y a également des quantités importantes d'acides gras saturés et monoinsaturés, tandis que pour les polyinsaturés, les acides gras sont présents en même quantité dans les deux portions de céréales.

Les hydrates de carbone du son d'avoine sont en quantité beaucoup plus faible que ceux du son de blé. La consommation régulière de son d'avoine favorise l'absorption des graisses et réduit donc les valeurs de cholestérol sanguin.

Comme mentionné plus haut, il contribue à favoriser le transit intestinal en formant des selles molles et facilement respirables.

En raison du faible indice glycémique, prenez du son au moins deux fois par semaine pour contrecarrer la formation d'insuline après les repas.

Les légumes pour perdre du poids rapidement.

Les légumes sont une partie essentielle de l'alimentation ou de l'entretien. Cependant, certains légumes permettent de perdre du poids plus rapidement, grâce à leurs propriétés drainantes ou brûleuses de graisses. Découvrez quels sont les principaux légumes amaigrissants à inclure dans votre menu quotidien.

Les légumes à feuilles vertes et la laitue, en particulier, sont des aliments riches en vitamines et minéraux, dont le magnésium. Ils contiennent des fibres et sont des matières de remplissage. La laitue a des effets relaxants qui sont utiles en cas d'anxiété, surtout si elle est due à un régime amaigrissant ; elle contient 17 calories pour 100 grammes ; la laitue possède une molécule spéciale, la glycocine, qui rend cet aliment particulièrement adapté aux diabétiques car elle a un effet hypoglycémiant (abaisse le taux de glucose dans le sang).

L'extrait de laitue a montré un contrôle considérable sur la mort neuronale en raison de son rôle dans la privation de glucose (sérum) (GSD). La recherche a également mentionné que la laitue pourrait être utilisée comme remède contre les maladies neurodégénératives.

L'une des principales utilisations traditionnelles de la laitue dans le système médical hongrois était d'induire le sommeil.

L'isolement d'un agent chimique particulier à partir d'un extrait de laitue a montré que lorsqu'il est utilisé sur les cobayes, il a des effets sédatifs. Une diminution de la fréquence cardiaque et des contractions ventriculaires a également été observée.

1- Oignons : Les oignons sont une excellente option à inclure dans les repas si vous voulez perdre du poids. Ils aident à éliminer les liquides, préviennent la constipation et contrôlent le taux de sucre dans le sang. Ils sont aussi utiles pour ceux qui souffrent de rétention d'eau ou pour purifier les reins. Les oignons sont également riches en vitamines A, C, E et B, ainsi qu'en potassium, calcium et sodium, et sont essentiels en raison de leur teneur élevée en substances phytoestrogéniques et en cannabinoïdes, qui favorisent la diurèse et donc l'élimination de la stagnation des fluides.

2. Concombres ; ce sont des légumes à forte teneur en eau et à faible teneur en calories : idéaux pour la satiété et parfaits à ajouter aux salades, mais aussi comme ingrédient dans les smoothies et les extraits, comme rafraîchissant et diurétique. L'acide tartrique contenu dans la pulpe aide à bloquer la transformation des glucides en graisses. La cellulose présente favorise le transit intestinal et élimine les toxines, tout en réduisant le cholestérol. Elle contient 15 calories pour 100 grammes.

3. Fenouil

Avec seulement 9 calories pour 100 grammes, le fenouil est un en-cas croquant et savoureux, parfait pour être ajouté aux salades. Il contient beaucoup de vitamine C et de calcium et seulement 1 % de sucre.

Les vitamines deviennent essentielles pour protéger l'organisme ; la vitamine A maintient la peau saine et régule le fonctionnement de la rétine et de la vision ; la vitamine B, est nécessaire au bon fonctionnement des systèmes nerveux et cardiovasculaire ; et la vitamine C, renforce le système immunitaire et joue un rôle antioxydant efficace. L'excellente teneur en phytoestrogènes fait du fenouil un excellent équilibre naturel des niveaux d'hormones féminines. Il est donc particulièrement utile pour stimuler la production de lait chez les femmes qui ont des difficultés à allaiter, pour réduire les troubles qui précèdent le cycle menstruel et pour soulager les symptômes de la ménopause.

La consommation de fenouil contribue à abaisser l'indice glycémique des aliments riches en sucre pris au cours d'un même repas. D'un grand pouvoir de satiété, ce légume apaise l'envie de sucré et de salé. Il favorise la purification et régule l'intestin en dégonflant l'estomac.

4- Courgette

La courgette est originaire du continent américain et est maintenant cultivée partout dans le monde. Sa période de récolte coïncide avec le printemps, bien que maintenant, grâce aux serres et aux importations, il soit présent sur le marché toute l'année.

La présence de fibres aide à expulser l'excès de mauvais cholestérol. Selon les études, la pectine est le principal type de fibre qui a des propriétés utiles pour réduire le cholestérol. La consommation de courgettes est donc une excellente méthode pour prévenir la formation de plaques dangereuses dans les artères.

D'autres études confirment les propriétés de réduction du cholestérol LDL des fibres alimentaires. Les fibres solubles peuvent interférer avec l'absorption du mauvais cholestérol.

Ce sont des aliments très peu caloriques, donc ils sont souvent basés sur votre régime alimentaire. La présence de fibres augmente la sensation de satiété et empêche la consommation d'autres aliments à court terme.

C'est un légume à faible indice glycémique et riche en eau, ce qui contribue à augmenter la sensation de satiété. Des études suggèrent que la consommation de fruits et légumes et d'aliments à faible teneur en matières grasses est utile pour perdre du poids et le maintenir.

5- Épinards

Les épinards contiennent du fer, mais c'est une erreur de croire qu'ils fournissent une grande quantité de fer à l'organisme. Pour faciliter l'absorption de ce minéral, il est conseillé de consommer des épinards assaisonnés au citron ; la vitamine C contenue dans les agrumes aide à absorber le fer. L'épinard est riche en vitamine A et en acide folique. Il est également riche en nitrate, une substance qui a fait l'objet de recherches récentes, car il semble aider à augmenter la force musculaire. Ils sont utiles en cas de constipation.

Les épinards nous rendent non seulement plus forts, mais aussi plus rapides et plus sensibles. Selon une étude récente, les épinards nous aident à être plus lucides et améliorent nos réflexes. Le mérite en revient à la tyrosine, un acide aminé qui permet au cerveau de produire deux neurotransmetteurs clés, tels que la dopamine et la noradrénaline. La tyrosine est également présente dans d'autres aliments, tels que les haricots, le soja et les noisettes, ainsi que dans certains aliments d'origine animale.

6- Chou-fleur

Les choux-fleurs sont une source d'antioxydants qui retardent le vieillissement des cellules. Ils sont particulièrement riches en glucosinolates et en isothiocyanates. Plusieurs études ont démontré son action anti-tumorale, notamment pour le cancer du sein, du colon et de la prostate. Il est donc avantageux d'introduire le chou-fleur dans votre alimentation en tant que règle de l'alimentation fonctionnelle.

Les isothiocyanates, qui contiennent un atome de soufre d'où provient l'odeur désagréable de cuisson, facilitent l'élimination des substances toxiques et contribuent à l'apoptose, c'est-à-dire à la mort programmée des cellules tumorales. Il contient des caroténoïdes et des flavonoïdes, deux antioxydants qui aident à réduire le risque de développer des maladies cardiovasculaires. Les premiers contribuent à réduire les taux de cholestérol nocifs, diminuant ainsi le risque d'athérosclérose et de maladies coronariennes. Une étude publiée dans l'American Journal of Clinical Nutrition suggère qu'un régime alimentaire riche en flavonoïdes peut aider à prévenir les maladies cardiovasculaires. Le chou-fleur est peu calorique : 25 pour 100 grammes. Vous pouvez donc manger beaucoup sans vous inquiéter. Le fait qu'il soit riche en fibres nous donne rapidement l'impression d'être rassasiés. En outre, 92 % de son poids est constitué d'eau.

7- Contient du potassium, du phosphore, du magnésium et du calcium, de la vitamine C, de la vitamine K et, en plus petite quantité, quelques vitamines du groupe B et de la vitamine E. Le céleri est composé d'environ 90 % d'eau, il est donc diurétique et purifiant. Il contient de la lutéine, un antioxydant qui protège le cerveau. Le céleri est aussi un grand allié contre la hernie hiatale. La consommation régulière de céleri est utile pour les personnes souffrant d'hypertension, car elle peut contribuer à réduire la pression artérielle. Le jus de céleri, toujours pris régulièrement, peut aider à combattre les rhumatismes. Il est très faible en calories et peut donc être un excellent moyen d'aromatiser les sauces et les sauces sans presque augmenter la valeur calorique.

8. Tomates

Grâce à ses fibres, elles nourrissent adéquatement la "bonne" flore bactérienne intestinale, favorisant ainsi le bon équilibre de notre intestin, essentiel pour rester en bonne santé et exempt de diverses maladies, non seulement de cancers mais aussi d'allergies, de maladies auto-immunes et d'obésité. Les tomates sont donc bien dotées de molécules bioactives telles que les polyphénols antioxydants, qui sont précieux contre le vieillissement. Elles sont aussi connues pour leur teneur en lycopène antioxydant, qui les colore en rouge et qui est utilisé pour le bon fonctionnement du système immunitaire et la prévention des tumeurs.

La vitamine C est mieux absorbée en mangeant des tomates crues plutôt que du lycopène si elles sont cuites : la température brise les parois cellulaires, ce qui les rend plus utilisables. Un conseil précieux : versez un peu d'huile d'olive extra vierge ajoutée à cru sur des tomates cuites pour conserver intactes les propriétés de l'assaisonnement. La sauce tomate est un aliment sain qui peut se rapprocher d'une "bonne nutrition, même pour les enfants". Chaque type de légume est riche en minéraux, vitamines et molécules bioactives.

L'huile d'olive et ses bienfaits

L'huile d'olive extra vierge n'est pas seulement un condiment, mais une alliée précieuse pour la santé et la beauté qui ne devrait jamais manquer sur notre table. Mais attention : si elle est indispensable à une alimentation saine, elle ne doit pas pour autant faire l'objet d'abus ou de mauvais usages. L'huile d'olive extra vierge contient des graisses saines qui nous aident à garder nos artères propres. En outre, elle rend les aliments plus digestes et aide également en cas de constipation, car elle facilite l'élimination des déchets et le mouvement des villosités intestinales.

De nombreuses études confirment les vertus de l'huile d'olive : elle réduit le risque de maladies cardiovasculaires, prévient le vieillissement de l'organisme, combat l'apparition du cancer, prévient l'asthme et l'arthrite car elle réduit l'inflammation. Ce mélange de substances bénéfiques pour votre corps, agissant en synergie, a également pour effet de renforcer votre système immunitaire. L'huile d'olive vierge extra est également indiquée dans les périodes de fatigue ou de stress particulier, comme le changement de saison, une période d'examens ou des moments où un coup de pouce énergétique est apprécié : en effet, les vitamines et les minéraux qu'elle contient en font un tonique puissant.

Les calories introduites avec l'huile d'olive extra vierge ne sont pas peu nombreuses, il est donc nécessaire de faire un usage intelligent et correct des parcelles ; seuls les bénéfices.

La quantité recommandée est d'environ une cuillère à soupe par repas, ce qui correspond à environ 15 grammes. La dose peut varier en fonction de l'âge, du sexe et de l'activité physique. Une bonne utilisation signifie qu'il faut faire attention non seulement aux quantités, mais aussi à leur utilisation dans la préparation des plats.

Dans leur forme brute, elles ont toutes les qualités, non seulement nutritionnelles mais aussi organoleptiques, comme les arômes et les parfums, mais il n'est pas logique de cacher le fait que nous les utilisons souvent pour la cuisson ou même la friture. Lorsqu'elle est chauffée à haute température, l'huile d'olive perd ses propriétés de gras monoinsaturés.

Pourquoi manger de la viande blanche ?

La viande blanche présente les avantages des protéines nobles d'origine animale, sans les contre-indications typiques de la viande rouge, qui est plus grasse, plus longue à digérer et source de cholestérol.

Pour notre alimentation, nous choisirons différents types de poulet, de lapin, de dinde, à alterner avec du poisson. Nous exclurons le canard et l'oie qui, bien qu'ils soient des volailles, font partie de la viande rouge en raison de leurs caractéristiques.

La viande blanche rassasie sans engraisser : le rapport entre les calories qu'elle apporte (peu) et la sensation de satiété qu'elle procure est l'un des plus élevés. Elle fournit également les meilleures protéines assimilées ; en effet, les viandes blanches ont une séquence d'acides aminés qui permet la meilleure absorption intestinale. Elles contiennent du tryptophane, un précurseur des neurotransmetteurs du bien-être. Garde les tissus fermes même pendant la perte de poids. Riche en protéines nobles, la viande est précieuse pour le remplacement des protéines musculaires et est utilisée pour construire et maintenir la force musculaire pendant la perte de poids.

Elle est bonne pour le renouvellement des tissus et contribue à la formation d'enzymes et d'anticorps. Elle est facilement digestible, grâce à la faible teneur en tissu conjonctif, en graisse et au diamètre réduit des fibres musculaires. Cela permet une action rapide des sucs gastriques. Il est plus facile de perdre du poids si elle est mieux digérée.

Un autre avantage de la viande blanche est que toute la graisse qu'elle contient est concentrée dans la peau et sous la peau, où elle est séparée du reste. Avant la cuisson, enlevez la graisse visible et enlevez la peau.

Y a-t-il des aliments qui peuvent être évités pour accélérer le métabolisme ?

Oui, ces produits contiennent des colorants, des conservateurs, des stabilisateurs, des liants, des édulcorants, des émulsifiants, des régulateurs d'acidité, etc. ainsi que certaines méthodes de transformation. En bref, le fromage à tartiner est plus nocif qu'une tranche de camembert.

Une tranche de jambon polyphosphate est plus nocive qu'un morceau de viande.

Par exemple, les aliments soumis à la " sophistication " : croquettes, soupes, biscuits, cuillères à crème - tout ce qui a une liste d'ingrédients qui n'est pas entièrement comprise, composée d'abréviations, de nomenclature et de produits chimiques, ou tous les aliments entreposés dans des plastiques et des pellicules sans BPA, dans des boîtes non revêtues, dans des boîtes métalliques. Ils peuvent contaminer les aliments avec des métaux lourds, tandis que le BPA est un perturbateur endocrinien récemment lié à l'obésité. Aliments contenant des édulcorants : Les produits chimiques et raffinés, bien qu'ils ne contiennent pas de calories ou aient un indice glycémique plus faible, sont encore pires que le sucre. Certaines études ont montré que la consommation d'édulcorants artificiels est associée à un risque accru de maladies métaboliques. Vrai ou même non vérifié, plus nous consommons d'édulcorants, plus nous nous habituons à une douceur excessive et constante. Cela rappelle le désir de sucre "réel".

Une autre tendance que les entreprises exploitent pour attirer le consommateur est celle des produits "à fibres ajoutées", c'est-à-dire des produits à forte teneur en fibres, donc sains et diététiques par rapport aux produits traditionnels. Mais de quel type de fibres parlons-nous ? Également sur la table, dans les cas les plus chanceux, un pourcentage d'inuline, de pectine, de gomme : le résultat est un produit plein de fibres qui peuvent endommager les villosités intestinales et provoquer des flatulences.

Même l'alcool est aussi une incroyable et insoupçonnée pompe à chaleur, même de trois cents calories. N'oubliez pas non plus que l'alcool (éthanol) fournit 7 calories par gramme, qui s'ajoutent à celles apportées avec le repas. Il est donc conseillé d'éviter l'alcool, qui ne fournit que des calories vides " sans aucun bénéfice pour la santé, surtout pour ceux qui sont sujets à l'embonpoint ou qui sont déjà en surpoids. Il est de bonne pratique de limiter l'alcool à une consommation occasionnelle et, dans tous les cas, de compenser " l'excès de calories par l'activité physique ". Rappelons qu'une femme qui pèse 50 kilos en courant à une vitesse d'environ 8 km aujourd'hui consomme, en une heure, environ 400 kcal, soit la quantité de calories contenues dans 4 verres

de vin de 125 ml.

Recettes

Lanières de poulet grillées avec courgettes et carottes

C'est un plat de viande simple et rapide à préparer. Le poulet, étant une viande blanche et riche en protéines, se prête très bien à des seconds plats délicats, nutritifs et équilibrés, parfaits pour ceux qui suivent un régime alimentaire sain sans sacrifier le goût. Les carottes et les courgettes se marient parfaitement avec des chiffons grillés dans un plat léger, définitivement estival car frais et coloré : une recette qui se distingue par sa simplicité.

Ingrédients :

-poitrine de poulet : 100 grammes

-Carottes : 70 grammes

-courgettes : 100 grammes

-Huile d'olive : 1 cuillère

Méthode de préparation

1-Premièrement, nettoyez le blanc de poulet en enlevant les filaments blancs.

2-Bouillir, et dès qu'il bout, placez doucement la viande sur le grill.

3-Cuisez pendant 5 minutes de chaque côté, éteignez le feu, puis coupez le poulet en lanières et laissez-le refroidir.

4- Épluchez les carottes et coupez-les, épluchez les courgettes et coupez-les en rondelles ;

5- Dans une poêle antiadhésive, ajouter les carottes, saler et faire cuire pendant 2/3 minutes. Ajoutez les courgettes et faites-les cuire à feu vif pendant 5 minutes.

6- Lorsque les légumes sont cuits, ajouter le poulet, faire revenir pendant 1 minute pour donner la saveur de la viande et ajouter l'huile d'olive. Alors, servez immédiatement.

Risotto à la citrouille

Le risotto à la citrouille est une recette simple, végétarienne et légère sans gluten. Il convient donc à tous ceux qui suivent des régimes spéciaux, mais il est aussi rapide à préparer et exceptionnellement utile.

Ingrédients :

-Riz brun : 80 grammes

-Potiron : 200 grammes

-Bouillon

-Huile d'olive : 1 cuillère

Méthode de préparation

1- Nettoyez la citrouille, enlevez toute la peau et lavez bien. Coupez-le en petits cubes et mettez-le dans une casserole.

Faire cuire le potiron pendant 5 minutes

Étape 2 : ajoutez le riz et faites-le griller quelques minutes.

3- À ce stade, faire tremper le tout dans une louche à bouillon chaude.

4- Poursuivez la cuisson en ajoutant peu à peu le reste du bouillon bouillant. Le risotto sera prêt après environ 15 ou 20 minutes et devrait être très lisse.

Soupe de lentilles et d'épeautre

Cette soupe est excellente pour les journées froides d'hiver où l'on a envie de se gâter un peu... très saine !

Les lentilles sont un produit nutritif et dense à ajouter à votre alimentation. Les lentilles séchées sont composées de 8 % d'eau, 26 % de protéines, 63 % de glucides totaux et 42-47 % d'amidon. Elles sont chargées de minéraux et sont une source particulièrement bonne de magnésium, de calcium, de potassium, de zinc et de phosphore. Leur particularité est qu'elles sont riches en acides aminés essentiels, appelés lysine, que les autres céréales ne possèdent pas en quantité suffisante. Cependant, il est également vrai qu'il leur manque un autre acide aminé essentiel, le tryptophane. Veillez donc à vous procurer des sources de viande ou d'autres céréales.

Les lentilles aident à réduire le cholestérol sanguin car elles contiennent des niveaux élevés de fibres solubles. La baisse du taux de cholestérol réduit le risque de maladies cardiaques et d'accidents vasculaires cérébraux en maintenant les artères propres.

Plusieurs études ont montré que la consommation d'aliments riches en fibres, comme les lentilles, réduit le risque de maladies cardiaques. Les lentilles sont également une grande source d'acide folique et de magnésium, contribuant de manière significative à la santé cardiaque. L'acide folique réduit les niveaux d'homocystéine, un facteur de risque sérieux pour les maladies cardiaques. Le magnésium améliore la circulation sanguine, l'oxygène et les nutriments dans tout le corps. De faibles niveaux de magnésium ont été directement associés aux maladies cardiaques.

Cette recette est née de l'envie de quelque chose de chaud, surtout en ces jours de neige. Le rapport est de 1 pour 1 : une partie d'épeautre et une partie de lentilles.

L'épeautre est une céréale de la famille des herbes, elle contient du gluten, et la farine peut être utilisée pour fabriquer des produits de boulangerie : pain, pizza, etc.

Sa valeur nutritionnelle est de 340 kcal pour 100 g et elle contient également de la mitonine, un acide aminé essentiel qui est déficient dans presque toutes les autres céréales.

Ingrédients

-Felpa : 40 grammes

-Lentilles : 40 grammes

-Huile e.v.o. 5gr ;

Méthode de préparation

1. Faites tremper les lentilles dans de l'eau froide pendant 12 heures, puis égouttez-les.

2. Remettez l'eau dans la marmite avec les lentilles et portez à ébullition ;

3. Faire tremper l'épeautre et le faire cuire pendant environ 35 minutes ou jusqu'à ce qu'il soit mi-cuit (l'épeautre a sa propre consistance mi-dur, il peut sembler cru) ;

4. Éteindre et assaisonner avec de l'huile brute ;

5. Servez !

Les jours qu'il nous faut pour constater un changement sont au nombre de 7 (minimum), mais ils sont différents d'un corps à l'autre ; parfois notre poids est influencé par le stress, l'environnement et l'humidité.

Il n'y a pas de nombre standard de kilos qui peuvent être perdus par ceux qui suivent ce régime ; en fait, les effets positifs doivent être recherchés dans la réduction de la masse grasse plutôt que dans la variation du chiffre sur la balance. La perte de poids est proportionnelle à la durée du jeûne. Elle dépend strictement des calories prises dans la deuxième phase du régime, bien que l'activité physique y contribue également. La perte de poids initiale rapide observée est souvent de l'eau. À partir de là, on estime qu'une moyenne de 500 g est perdue par jour de jeûne.

Un essai contrôlé randomisé qui a suivi 100 personnes obèses pendant un an a montré que le jeûne intermittent n'est pas plus efficace que la restriction calorique quotidienne. Pour la phase de perte de poids de 6 mois, les sujets ont jeûné alternativement tous les jours (en alternant un repas avec 25 % de calories essentielles contre 125 % de calories requises sur trois repas) ou une restriction calorique quotidienne (75 % de calories essentielles sur trois repas) selon les directives de l'American Heart Association. Après 6 mois, les niveaux de calories ont été augmentés de 25% dans les deux groupes pour maintenir le poids.

Avantages

Comme mentionné ci-dessus, ceux qui interprètent le comportement humain à la lumière de l'évolution affirment qu'un style d'alimentation qui alterne des périodes de non alimentation et des périodes d'alimentation libre ressemble aux conditions dans lesquelles notre espèce a évolué. Ce serait donc un style qui pourrait être mieux adapté aux mécanismes physiologiques développés au cours du processus d'évolution.

Le jeûne intermittent permet de manger normalement après une privation temporaire de nourriture. Le bénéfice pour la santé se situe au niveau cellulaire. Lorsque l'apport calorique est interrompu par la nourriture, le processus connu sous le nom d'autophagie commence : les "déchets moléculaires" accumulés dans notre corps au fil du temps sont collectés et recyclés. Le Japonais Yoshinori Ohsumi a reçu le prix

Nobel en 2016 pour ses travaux sur ce mécanisme cellulaire autonettoyant et auto-guérisseur.

Bien qu'il puisse être difficile de s'adapter au changement au départ, à moyen ou long terme, le jeûne intermittent réduit l'impact de la leptine (l'hormone de la satiété) sur l'organisme. Lorsqu'il y a trop de leptine en circulation dans le corps, par exemple lorsque nous mangeons régulièrement, le corps développe une résistance, ce qui signifie qu'il ne réagit plus à cette hormone et a besoin de plus en plus de nourriture. Le jeûne permet de réduire le taux de leptine.

Le jeûne intermittent peut être le plus bénéfique pour les personnes en surpoids. Cependant, les personnes qui ont atteint le plateau grâce à leurs efforts de perte de poids peuvent trouver que le jeûne intermittent peut aider à stimuler leur métabolisme et les aider à progresser.

Depuis des années, il est de plus en plus évident que, combinée à une alimentation adéquate, à des périodes de jeûne relativement plus longues (que les heures de nuit classiques), elle ne fait pas mal et pourrait au moins aider à établir une carence calorique "sans traumatisme", qui, en plus d'être reconnue comme le premier médicament pour pratiquement toutes les maladies métaboliques, est également le facteur déterminant et indispensable pour la réduction du poids. Ce dernier, la réduction du poids, n'est que l'autre facteur important dans la prévention de la maladie. Une réduction de seulement 10 % du poids corporel, au moins au début, chez les sujets obèses, ou le maintien d'un poids approprié chez les sujets ayant un IMC considéré comme sain et une masse grasse acceptable (15 % chez les hommes, 20 à 25 % chez les femmes).

Il y a de plus en plus de preuves scientifiques que le jeûne et l'exercice sont des facteurs de croissance qui déclenchent le renouvellement et le rajeunissement des tissus cérébraux et musculaires.

Il s'agit notamment des facteurs de croissance BDNF et des facteurs musculaires MRF. Il s'agit de facteurs de croissance qui signalent aux cellules souches du cerveau et aux cellules musculaires satellites de se développer en nouveaux neurones et cellules musculaires, respectivement. Il est intéressant de noter que le BDNF est également exprimé dans le système neuromusculaire, où il protège les cellules neuromotrices contre la dégradation.

La dégradation neuromotrice fait partie du processus qui explique l'atrophie musculaire liée à l'âge.

Le jeûne intermittent modifie l'équilibre hormonal, aidant l'organisme à utiliser les réserves de graisse. Plus précisément, cela aide à augmenter la sensibilité à l'insuline, surtout si vous associez le jeûne intermittent au sport. Si vous avez un faible taux d'insuline, ce sont les graisses naturelles qui sont brûlées ; lorsque le glucose est pris avec de la nourriture, il déclenche un mécanisme qui conduit à la libération d'insuline. Cette hormone, produite par les cellules bêta du pancréas, est responsable du transport du glucose par les transporteurs GLUT dans la cellule et dans le stockage. L'insuline a un effet hypoglycémiant en diminuant la quantité de glucose dans le sang lorsqu'elle est élevée, surtout après un repas glucidique, ce qui la situe dans la fourchette de 80 à 120 mg/dl. Lorsque le niveau de glucose dépasse cette fourchette, de l'insuline est libérée pour ramener le glucose à son niveau de base.

L'insuline joue un rôle essentiel dans le métabolisme des lipides en favorisant leur transformation en graisse, ainsi que l'absorption du glucose dans les cellules. En présence d'une réponse insulinique, le corps utilise principalement les glucides comme substrat énergétique, convertissant l'excès de glucides en graisse (l'excès de glucose peut être transporté et stocké dans les cellules adipeuses, facilitant l'accumulation de graisse). Au contraire, en son absence, l'organisme utilise principalement des acides gras.

Votre corps va utiliser la graisse pour l'énergie et augmenter la production d'hormone de croissance, de sorte que votre masse musculaire va croître plus rapidement. La libération de GH est due à la présence de facteurs de stress tels que l'exercice excessif, l'hypoglycémie, la restriction des glucides, même le jeûne semble provoquer une augmentation de la GH, surtout la nuit. La GH favorise la synthèse des protéines, encourageant le transport des acides aminés, stimulant la synthèse de l'ARN et l'activité des ribosomes. La GH exerce également des fonctions sur le métabolisme des lipides, favorisant la réduction de l'utilisation des glucides et augmentant l'oxydation des lipides, ce qui favorise la mobilisation des graisses. Le jeûne intermittent (s'il est correctement établi) ne provoque pas de perte de masse musculaire et, au contraire, améliorerait le maintien des muscles. Le pic de GH qui se produit pendant les heures de jeûne peut également inhiber la perte de protéines musculaires.

- Augmenter le glucagon (hormone lipolytique) : Pendant les périodes de jeûne, l'insuline a tendance à diminuer. Dans cette phase, cependant, une autre hormone a une fonction presque opposée à celle de l'insuline, à savoir le glucagon.

Le glucagon est également produit dans le pancréas (à partir des cellules alpha), mais contrairement à l'insuline, sa production augmente pendant les périodes de jeûne et diminue après un repas.

Le glucagon exerce sa fonction dans le foie, ce qui entraîne une réduction du glycogène hépatique.

Il a un effet hyperglycémique et lipolytique car lorsque la glycémie a tendance à baisser (ce qui se produit pendant le jeûne et l'activité physique intense), le glucagon est stimulé pour augmenter la glycémie et (en utilisant surtout des graisses) pour maintenir la glycémie constante.

-Réduction des triglycérides, qui permet de définir de manière simple les formes d'accumulation de l'excès d'énergie introduit avec l'alimentation et le facteur de risque potentiel, ainsi que pour les maladies cardiovasculaires, également pour la présence d'insuline et le syndrome métabolique ;

La résistance à l'insuline, en médecine, signifie une faible sensibilité des cellules à l'action de l'insuline, ce qui peut conduire au diabète sucré de type 2. Les causes peuvent être hormonales (les plus courantes), génétiques ou pharmacologiques. La résistance à l'insuline est étroitement associée à l'obésité. Cependant, vous pouvez être résistant à l'insuline sans être en surpoids ou obèse.

La recherche moderne a montré que la résistance à l'insuline peut être combattue avec des traitements qui aident à réduire la quantité d'insuline produite par le corps, ou en dosant l'insuline par des ponctions sous la peau.

La réduction de l'insulinorésistance peut être obtenue par l'utilisation de régimes à faible teneur en glucides ou cétogènes, y compris le jeûne intermittent.

-Maintenir sensiblement le niveau de cholestérol HDL, le "bon" cholestérol, qui selon certains auteurs, a un effet protecteur contre les pathologies cardiaques et vasculaires ; le HDL est mesuré par l'analyse de sa concentration dans le sérum sanguin. Toutes les personnes ne sont pas les mêmes, et il en existe différents types, qui varient en forme, en taille et en composition chimique. Les plus efficaces dans le "nettoyage" des artères sont logiquement les plus actives dans l'échange de lipides avec les cellules et autres lipoprotéines.

Chaque HDL est composé de 80 à 100 protéines spécifiques, qui lui permettent de transporter même plusieurs centaines de molécules de graisse à la fois. L'"approvisionnement" et la "livraison" de la graisse se font par l'interaction des HDL avec les cellules et autres lipoprotéines.

-Réduire l'état inflammatoire du corps. Cela a un effet bénéfique sur de nombreuses maladies dégénératives chroniques qui se développent au milieu d'un état inflammatoire chronique ;

-Améliorer l'expression des gènes car le jeûne semble améliorer la façon dont les gènes sont exprimés. Il a été démontré que ces changements de fonction protègent contre la maladie et favorisent la longévité.

Le jeûne favorise l'auto-guérison et améliore la fonction mitochondriale.

L'autophagie est un processus physiologique du corps (du grec "se manger", aussi appelé "autolyse"), qui se déroule au niveau cellulaire. Il est présent dans tous les organismes vivants et consiste en un mécanisme qui conduit à la destruction de protéines ou de parties de la membrane cellulaire. L'autophagie consiste à remplacer les parties endommagées et malades de la cellule par de nouveaux composants créés par le corps lui-même pour se régénérer et se rajeunir". Le corps commence à se soutenir lui-même en utilisant certaines de ses parties vieillissantes et en les remplaçant ainsi. L'autophagie exprime donc deux avantages en un : elle apporte une nouvelle énergie au corps et, en même temps, elle élimine certaines parties qui sont maintenant dysfonctionnelles.

-Réduire le stress oxydatif, le jeûne réduit l'accumulation de radicaux oxydatifs dans les cellules, réduisant ainsi les dommages oxydatifs aux protéines, aux lipides et aux acides nucléiques cellulaires associés au vieillissement et à la maladie L'état de stress oxydatif est le résultat de l'action de produits chimiques instables et hautement réactifs (radicaux libres d'oxygène et d'azote, ROS et RNS), de pro-oxydants non proradiques (tels que le peroxyde d'hydrogène) et de radiations ionisantes. Si les défenses antioxydantes de la cellule et de l'organisme sont insuffisantes pour maintenir l'état REDOX en équilibre et que la situation de stress se prolonge, l'excès de ROS et de RNS peut générer des changements importants qui, à long terme, deviennent irréversibles.

-protéger votre cerveau par le jeûne stimule la production d'une protéine appelée facteur neurotrophique dérivé du cerveau (BDNF), qui stimule la libération de nouvelles cellules cérébrales et de nombreux autres composés qui vous protègent contre les maladies de Parkinson et d'Alzheimer.

-Le jeûne diminue la concentration de l'hormone thyroïdienne T3, tandis que les niveaux de thyroxine (T4) et de T4 libre restent identiques ou ne diminuent que légèrement. De plus, l'hormone de stimulation de la thyroïde (TSH) n'augmente pas.

La nature intermittente de la technique de jeûne assure que notre métabolisme est toujours à un niveau optimal, ce qui est un certain sens qui est toujours pris par surprise.

Un autre effet curieux du jeûne intermittent est l'amélioration des symptômes de l'asthme :

La restriction calorique quotidienne alternative améliore les résultats cliniques et réduit les marqueurs du stress oxydatif et de l'inflammation chez les adultes en surpoids et souffrant d'asthme modéré.

Conseil et publicité

Il est essentiel de jeûner à un moment où vous pouvez vous reposer sans stress et boire beaucoup d'eau. En outre, les repas doivent être programmés de manière à tirer le meilleur parti de nos activités et ne jamais constituer une limitation à nos engagements. Parlez à votre médecin avant de faire le test de jeûne intermittent.

Un autre inconvénient est la faim pendant la phase de jeûne, surtout pendant les premières semaines. Vous apprenez rapidement que la faim va-et-vient, mais vous avez besoin d'une période d'adaptation avant que votre corps ne s'habitue au nouveau régime. Après environ trois semaines, la faim du matin a presque disparu dans mon cas, et je n'ai eu aucun problème même lorsque j'ai dû prendre mon petit déjeuner plus tard que prévu. Cependant, le matin, j'ai tendance à avoir un peu moins d'énergie que le soir.

Le jeûne intermittent, sous toutes ses formes, doit être abordé avec plus de prudence par les femmes qui, en raison du profil différent des hormones sexuelles, ont tendance à réagir négativement à une restriction calorique excessive et à une forte réduction de la masse grasse. Dans ce cas, la prudence est de mise et il faut veiller à ne pas réduire l'apport calorique malgré un jeûne excessif.

Dans certaines périodes physiologiques, le jeûne intermittent n'est pas recommandé, par exemple pendant la grossesse, l'allaitement, la petite enfance et la puberté. Elle n'est pas non plus appropriée en cas de tentative de grossesse.

Certaines catégories spéciales devraient éviter le jeûne intermittent si vous en souffrez :

-Hypoglycémie ; L'hypoglycémie est la chute rapide du taux de sucre dans le sang en dessous de la normale et est la complication aiguë la plus courante du diabète. L'hypoglycémie est plus fréquente entre les repas et la nuit.

Les causes peuvent inclure le manque de suivi du type et du moment du régime alimentaire, une activité physique non programmée, l'insuline ou une hypoglycémie orale excessive.

-Diabète ; Le diabète est une maladie chronique dans laquelle il y a une augmentation du sucre ou du glucose dans le sang. Cet état peut être dû à une production réduite d'insuline, responsable de la conversion énergétique des aliments, ou dans d'autres cas, à l'incapacité ou à la capacité réduite de l'organisme à utiliser correctement l'insuline. Si les taux élevés de glucose ne sont pas correctement corrigés, les complications du diabète peuvent devenir chroniques, avec des dommages au cœur et aux artères, aux reins et aux yeux, et au système nerveux périphérique. La coexistence avec le diabète n'est pas impossible, mais elle est essentielle pour prévenir les complications résultant de l'augmentation ou de la diminution du taux de sucre dans le sang. Le maintien de la stabilité et de valeurs normales est le comportement nécessaire à adopter depuis le début de la maladie. Et il devient crucial de savoir ce qui provoque une hausse ou une baisse du taux de sucre dans le sang dans les habitudes alimentaires quotidiennes.

-Le stress est un état de dysfonctionnement et

d'altération de l'équilibre psychologique du corps, qui peut devenir chronique et épuiser l'individu, par exemple en lui faisant perdre la capacité de développer des réponses et des comportements adaptés aux besoins réels de l'extérieur. Mais le stress n'est pas nécessairement un facteur négatif ; au contraire, s'il est géré correctement, il peut être une source de vitalité et de tension positive pour atteindre l'épanouissement et le bien-être de chacun.

Une fois qu'il est chronique, le stress devient très nocif, car il force l'organisme à se mettre dans une situation de tension et d'alarme constante, même quand ce n'est pas nécessaire, ce qui est néfaste pour votre énergie et votre santé. C'est un fait que le stress produit des changements dans tous les organes, médiés par le système nerveux végétatif, le système endocrinien et le système immunitaire, grâce à un ensemble complexe de mécanismes d'ajustement.

-Déséquilibre du cortisol ; le cortisol est également appelé hormone du stress car il est produit par l'organisme dans des conditions de stress, reconnues par l'organisme comme un trouble de l'homéostasie (équilibre cellulaire avec l'environnement). L'organisme considère comme un facteur de stress tout événement susceptible de perturber l'homéostasie cellulaire ou organique. La surproduction de cortisol crée initialement un effet "toxique" car l'hormone s'oppose au fonctionnement des cellules du cerveau après une bonne humeur, les détruisant. Cependant, dans une deuxième phase, lorsqu'un mécanisme naturel d'autoprotection contre le cortisol se produit dans le cerveau, s'il est soudainement réduit de manière drastique, il créerait une déficience en cortisol dans les cellules du cerveau, entraînant des problèmes psychologiques et de mémoire.

Si vous avez des antécédents de troubles alimentaires, le jeûne intermittent n'est pas recommandé. Les personnes qui sont très en sous-poids ou qui souffrent actuellement de boulimie ou d'anorexie doivent éviter de dire OUI ou en parler d'abord à leur médecin.

La faim et l'adaptation à une nouvelle routine seront les principaux effets secondaires d'un protocole IF. Au début, vous pouvez ressentir une certaine "fatigue ou frustration mentale", mais cela devrait disparaître à mesure que vous vous habituez à la nouvelle routine.

Des troubles comme :

-Des troubles du sommeil (en particulier l'insomnie) ;

-Désordres du cycle menstruel (également lors de la prise de contraceptifs oraux)

-Irritabilité et/ou anxiété accrues ;

-La fatigue physique et mentale ;

-Une tendance à trop manger ou à trop manger après une journée ou une période de jeûne ;

-L'augmentation de la faim chronique, en particulier pour les aliments salés ;

-Diminution de la libido ;

-Les symptômes suggèrent un déséquilibre du cortisol et/ou du glucose dans le sang.

Si vous êtes affecté, vous devez arrêter immédiatement et consulter un médecin.

Conclusion

Si vous avez décidé d'essayer le jeûne intermittent, voici trois conseils généraux :

N'oubliez pas que la quantité et la qualité des aliments que nous mangeons sont importantes pour notre santé. Le jeûne intermittent ne doit pas être alterné avec un régime alimentaire incorrect. Il est essentiel d'enregistrer votre état émotionnel et physique pendant le jeûne, afin de déterminer quand il est nécessaire de l'arrêter. De cette façon, elle améliore également le niveau de conscience des effets que la nourriture peut avoir sur le corps et l'esprit, un aspect fondamental d'une alimentation saine.

Si vous voulez faire un travail de qualité sur votre corps, vous ne pouvez pas ignorer l'exercice physique ; cela implique probablement aussi un changement de style de vie, qui est la véritable clé du succès, et le maintien à long terme des résultats obtenus.

Ce sera difficile au début. Cependant, notre corps a une grande capacité d'adaptation et après les premiers jours, la suite sera probablement beaucoup moins dramatique. Même les capacités cognitives, l'humeur, la qualité du sommeil et l'activité, en général, ne sont pas aussi affectées par le jeûne que nous avons tendance à le penser. Tout cela montre que la clé de la lecture du malaise initial est l'habitude. Par conséquent, qu'il s'agisse d'une recherche désespérée d'effets positifs pour adapter la combinaison à la dernière minute ou parce que vous avez eu des difficultés à suivre d'autres régimes, s'il n'y a pas de problèmes individuels particuliers, le jeûne intermittent est également une option.

Par conséquent, le jeûne intermittent est une stratégie pour perdre du poids rapidement et facilement. Les avantages de ce régime sont nombreux, de l'amélioration de la condition physique à la longévité. Cependant, ce régime n'est pas pour tout le monde. Vous devez évaluer votre état de santé et éviter ce régime si vous souffrez de certaines maladies chroniques.

Parmi les VIP qui ont essayé le clignotant 16:8, il y a aussi Jennifer Aniston. Jennifer, qui se réveille généralement à 9 heures, commence sa journée avec un jus de céleri, suivi d'un entraînement intensif puis d'une méditation.

La plupart des informations contenues dans ce livre ont été sélectionnées et comparées de manière sélective. Nous utilisons le web pour documenter et approfondir divers aspects scientifiques (notamment en ce qui concerne les recherches et les études expérimentales menées au fil des ans dans le secteur de la santé et de l'alimentation), dont le site de l'INRAN, qui publie depuis des années des articles scientifiques sur l'alimentation. Tous les textes ont été modifiés et adaptés au contexte.

Il est essentiel de souligner qu'après avoir atteint le poids souhaité, il faut s'arrêter et adopter une alimentation saine. Le principal objectif de tout régime amaigrissant est également de maintenir un mode de vie sain et actif, même après avoir atteint le poids souhaité, et de ne pas risquer d'accumuler à nouveau des graisses. Une fois de plus, nous réitérons l'importance de considérer ce livre comme un recueil d'informations qui ne doit pas remplacer l'avis d'un médecin. Les décisions que vous prenez chaque jour auront une incidence sur notre avenir. Dans le cas de la nourriture, par exemple, les bonnes manières commencent à la table. L'éducation doit être enseignée dès l'enfance pour éviter une approche erronée de l'alimentation.

Merci d'avoir acheté le livre.

Nous espérons que le livre était à votre goût et aussi complet que possible. Le domaine de la nutrition et de la biologie liée à l'alimentation et la façon dont l'ensemble affecte le corps sont des domaines très vastes.

Nous espérons également que vous avez compris les principes de base du jeûne intermittent 16:8, son fonctionnement, ce qu'il convient de manger, les hormones qu'il affecte et son fonctionnement, ses avantages et ses inconvénients.

Derniers mots

Merci encore d'avoir acheté ce livre.

Nous espérons que ce livre vous aidera.

L'étape suivante consiste à s'inscrire à notre bulletin d'information électronique pour recevoir des informations sur les nouveautés ou les promotions. Vous pouvez vous inscrire gratuitement et, en prime, vous recevrez également notre livre "Les 7 erreurs de conditionnement physique que vous ne savez pas ce que vous faites" ! Ce livre bonus présente les erreurs de conditionnement physique les plus courantes et démystifiera les nombreuses complexités et la science du conditionnement physique. Le fait d'avoir regroupé toutes ces connaissances et ces sciences en un seul livre d'action vous aidera à prendre la bonne direction dans votre parcours de remise en forme! Pour vous inscrire à notre bulletin d'information électronique et obtenir votre livre gratuit, veuillez visiter le lien et vous inscrire : www.effingopublishing.com/gift.

Enfin, si vous avez aimé ce livre, nous aimerions vous demander une faveur, auriez-vous l'amabilité de nous laisser une critique de ce livre ? Cela serait très apprécié. Merci et bonne chance!

À PROPOS DES CO-AUTEURS

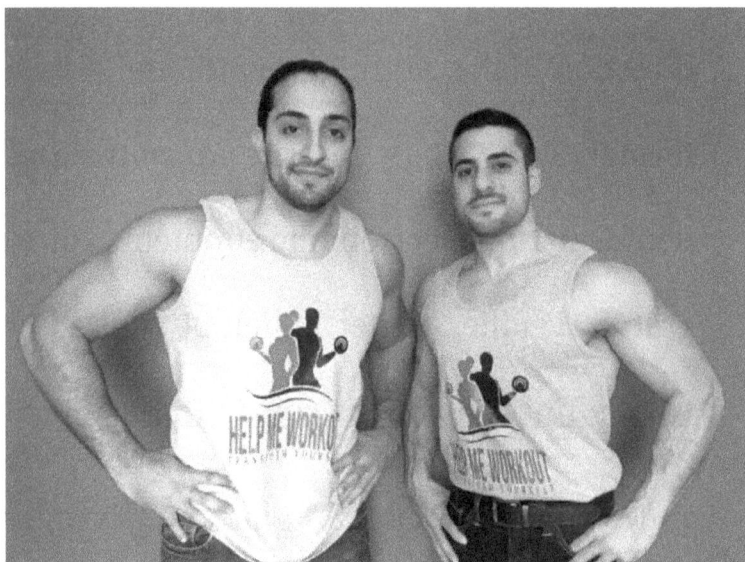

Nos noms sont Alex et George Kaplo ; nous sommes tous deux des entraîneurs personnels certifiés de Montréal, au Canada. Nous commencerons par dire que nous ne sommes pas les meilleurs que vous rencontrerez jamais, et cela n'a jamais été notre objectif. Nous avons commencé à travailler pour surmonter notre plus grande insécurité quand nous étions plus jeunes, qui était la confiance en soi. Peut-être que vous traversez des difficultés en ce moment, ou peut-être que vous voulez vous mettre en forme, et nous pouvons certainement nous entendre.

Nous avons toujours été intéressés par le monde de la santé et de la forme physique et avons voulu gagner du muscle à cause des nombreux abus dont nous avons souffert pendant notre adolescence. Nous avons pensé que nous pouvions faire quelque chose pour l'apparence de notre corps. Ce fut le début de notre voyage de transformation. Nous n'avions aucune idée par où commencer, mais nous avons tous les deux commencé. Parfois, nous nous inquiétions et craignions que d'autres personnes se moquent de nous parce que nous faisions les exercices incorrectement. Nous avons toujours souhaité avoir un ami pour nous guider et nous montrer les ficelles du métier.

Après beaucoup de travail, d'études et d'innombrables essais et erreurs. Certaines personnes ont commencé à remarquer que nous étions tous les deux en bonne forme et que nous commencions à nous intéresser beaucoup au sujet. Cela a amené de nombreux amis et de nouveaux visages à venir nous voir pour nous demander des conseils de conditionnement physique. Au début, cela semblait étrange lorsque les gens nous demandaient de les aider à se mettre en forme. Mais ce qui nous a permis de continuer, c'est quand ils ont commencé à voir des changements dans leur propre corps et nous ont dit que c'était la première fois qu'ils voyaient de vrais résultats ! À partir de ce moment, de plus en plus de gens sont venus nous voir, et cela nous a fait réaliser, après tant de lectures et d'études dans ce domaine, que cela nous aidait, mais que cela nous permettait aussi d'aider les autres. Jusqu'à présent, nous avons formé et responsabilisé de nombreux clients avec des résultats assez étonnants.

Aujourd'hui, nous possédons et gérons cette maison d'édition, où nous faisons appel à des écrivains passionnés et experts pour écrire sur les questions de santé et de forme physique. Nous avons également une entreprise de fitness en ligne et nous aimerions vous contacter en vous invitant à visiter le site web à la page suivante et à vous inscrire à notre bulletin d'information électronique (vous recevrez même un livre gratuit).

Enfin, si vous vous trouvez dans la situation dans laquelle nous nous trouvons dans le passé et que vous souhaitez être guidé, n'hésitez pas à le demander - je serai là pour vous aider !

Vos entraîneurs,

Alex et George Kaplo

Télécharger un autre livre gratuitement

Nous vous remercions d'avoir acheté ce livre et vous offrons un autre livre (aussi long et précieux que celui-ci), "Les erreurs de santé et de conditionnement physique que vous ne savez pas que vous faites", entièrement gratuit.

Visitez le lien suivant pour vous inscrire et le recevoir :

www.effingopublishing.com/gift

Dans ce livre, nous examinerons les erreurs les plus courantes que vous commettez probablement en ce moment en matière de santé et de forme physique, et nous vous révélerons comment vous pouvez rapidement retrouver la meilleure forme de votre vie.

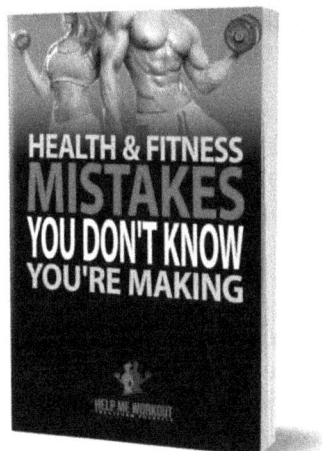

En plus de ce précieux cadeau, vous aurez également la possibilité d'obtenir gratuitement nos nouveaux livres, de participer à des concours et de recevoir d'autres courriels utiles de notre part. Encore une fois, visitez le lien pour vous inscrire :

www.effingopublishing.com/gift.

Le présent document d'Effingo Pubilishing, propriété de A&G Direct Inc., a pour but de fournir des informations précises et fiables sur le sujet et l'objet de la publication. La publication est vendue à condition que l'éditeur ne soit pas tenu de fournir des services de comptabilité officiellement autorisés

ou autrement qualifiés. Si un conseil, juridique ou professionnel, est nécessaire, une personne doit recevoir l'instruction d'exercer la profession.

Une déclaration de principes qui a été acceptée et approuvée à parts égales par un comité de l'American Bar Association et un comité d'éditeurs et d'associations.

195

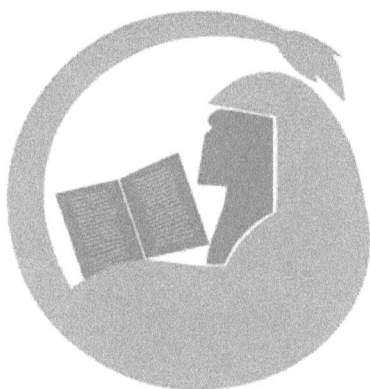

EFFINGO
Publishing

Pour plus de livres, visitez le site :

EffingoPublishing.com

www.ingramcontent.com/pod-product-compliance
Lightning Source LLC
Chambersburg PA
CBHW060324030426

42336CB00011B/1195